trauma
a epidemia invisível

Paul Conti, MD

trauma

a epidemia invisível

Como lidar com as suas feridas emocionais
e avançar em direção à cura

SEXTANTE

Título original: *Trauma: The Invisible Epidemic*

Esta edição foi publicada mediante acordo com Sounds True, Inc.

tradução: Beatriz Medina

preparo de originais: Maria Elisa Alves

revisão: Ana Grillo e Hermínia Totti

diagramação: Gustavo Cardozo

adaptação de capa: Natali Nabekura

imagem de capa: Oksancia/ Shutterstock

impressão e acabamento: Lis Gráfica e Editora Ltda.

CIP-BRASIL. CATALOGAÇÃO NA PUBLICAÇÃO
SINDICATO NACIONAL DOS EDITORES DE LIVROS, RJ

C779t
Conti, Paul
Trauma : a epidemia invisível / Paul Conti ; tradução Beatriz Medina. - 1. ed. - Rio de Janeiro : Sextante, 2022.
240 p. ; 21 cm.

Tradução de: Trauma : the invisible epidemic
ISBN 978-65-5564-388-6

1. Trauma psíquico. 2. Trauma psíquico - Tratamento. I. Medina, Beatriz. II. Título.

22-77431 CDD: 616.8521
CDU: 616.89-008.441

Meri Gleice Rodrigues de Souza - Bibliotecária - CRB-7/6439

Rua Voluntários da Pátria, 45 – Gr. 1.404 – Botafogo
22270-000 – Rio de Janeiro – RJ
Tel.: (21) 2538-4100 – Fax: (21) 2286-9244
E-mail: atendimento@sextante.com.br
www.sextante.com.br

A minhas filhas, Colette e Amelie

Aquelas são as mesmas estrelas, e aquela é a mesma lua, que olham para baixo e veem seus irmãos, e as que eles veem quando olham para cima, embora estejam tão distantes de nós quanto nós estamos deles.

bell hooks, *E eu não sou uma mulher? –*
A narrativa de Sojourner Truth

Sumário

Prefácio

Por Lady Gaga, Stefani Germanotta

Certo dia, fui jogada no pronto-socorro de um hospital particular de Nova York durante uma turnê mundial. Eu me lembro da imagem de um médico e de uma enfermeira. Eles me pediram que contasse de 100 a 1 enquanto eu gritava. Lembro-me de perguntar: "Por que ninguém está em pânico?" Eles me mandaram continuar contando de trás para a frente. Quando cheguei lá pelo 69, parei e declarei: "Oi, eu sou a Stefani." Também falei que não conseguia sentir meu corpo, que estava completamente dormente.

Observei enquanto eles fitavam o monitor cardíaco, ao qual só então percebi que estava conectada. Ambos fizeram o possível para esconder sua preocupação com minha frequência cardíaca altíssima. Entendi a apreensão deles, mas na hora eu não tinha recursos para me desesperar com mais nada. Eu estava num estado de dissociação profunda da realidade. Mais tarde me disseram que tive um surto psicótico.

– O médico já está chegando – disseram, por fim.

Eu estava implorando por remédios e fiquei irritadíssima porque não me deram nada até esse "médico" chegar.

Pouco depois, alguém entrou no quarto. Notei de cara que o homem não usava jaleco branco nem trazia um estetoscópio no pescoço.

– Olá, sou o Dr. Paul Conti – disse ele. – Sou psiquiatra.

Olhei furiosa para a enfermeira que ficara esperando comigo.

– Por que não me trouxe um médico de verdade? – perguntei a ela.

Paul me disse que era "italiano de Nova Jersey", e foi aí que decidi falar com ele, pois meu pai também é italiano de Nova Jersey e senti certa familiaridade.

Naquele momento, iniciei uma jornada de cura que continua desde então, uma jornada com um homem que eu não conhecia, mas que, de certo modo, dedicou parte de sua vida a me entender e me ajudar. Só depois de dois anos trabalhando juntos foi que ele revelou que levou seis meses para me avaliar e descobrir se o evidente estado de paralisia traumática em que eu me encontrava era "movível".

Não vou entrar em detalhes sobre o que aconteceu ao longo do meu tratamento. Mas vou dizer o seguinte: Paul só usou seu jaleco branco quando foi necessário. Para me lembrar que é médico. Na maior parte do tempo, por consentimento mútuo, ele se relacionou comigo como ser humano e homem confiável. Aprendemos um sobre o outro quando começamos um processo de cura que eu julgava impossível.

Hoje posso dizer com certeza que esse homem salvou a minha vida. Ele fez a vida valer a pena. Mas o mais importante foi que ele me deu forças para me encontrar e me reivindicar de volta. Se Paul me ensinou isso ou se chegamos a esse resultado juntos, não sei. Porém o que sei é que nós, mulheres, não precisamos de pessoas para nos dar ajuda; precisamos de pessoas que acreditem em nós para que nossos traumas possam ser curados.

O Dr. Paul Conti é uma dessas pessoas. Ele acredita nas histórias das mulheres e nos traumas que levamos conosco. Ele sabe que o trauma não se limita a uma faixa demográfica, que é um problema humano. E acredita na cura. Paul é bondoso, e todos podemos aprender com sua bondade. Assim que comecei a ver isso nele, eu soube que a cura era possível. Estou nessa jornada, e agora você também.

Introdução

Assim como você, eu já vivi muita coisa desde que cheguei a este mundo (no meu caso, há uns cinquenta anos, no segundo andar do St. Francis Hospital, em Trenton, Nova Jersey). Boa parte da minha vida tem sido alegre, mas grande parte dela foi difícil e emocionalmente dolorosa. Vejo-me como uma pessoa comum que passou por algumas experiências trágicas, sentiu-as profundamente e pensou muito nelas. Sou médico e psiquiatra em atividade, com formação em biologia cerebral e psicologia, e abordo minha profissão de um ponto de vista holístico. Tive o privilégio de estar ao lado de inúmeras pessoas enquanto passavam por situações transformadoras. Para mim, todas as relações são pessoais, e por meio delas e de minha própria vivência cheguei ao modo como penso hoje sobre o trauma e o papel devastador que tem em nossa vida.

Antes de me decidir pela faculdade de Medicina, fiz carreira no comércio. Minha única experiência com a assistência médica até então era visitar parentes mais velhos no hospital – na maioria, imigrantes italianos de primeira e segunda gerações, alguns que estiveram na linha de combate durante a Segunda Guerra Mundial (você saberá tudo sobre meu tio Rango no capítulo 5). Conforme envelheciam, eles precisavam de mais cuidados do que estavam acostumados a receber, e a mudança para visitas constantes a hospitais não foi fácil para nenhum de nós. Os médicos e enfermeiras sempre pareciam muito ocupados e distantes e raramente se comunicavam conosco. Quando falavam, em geral tínhamos dificuldade de decifrar o que diziam e muitas vezes me senti confuso e intimidado. Sabia que tinha de haver maneiras melhores e mais generosas de tratar quem passava por situações tão difíceis, mas na época eu não podia imaginar que acabaria dedicando uma parte tão grande da minha vida a prestar atenção nas pessoas e a fazer o possível para ajudá-las.

Meu pai é empresário, e parecia natural que eu também fosse. Acabei conseguindo emprego numa consultoria de primeira linha, mas, depois de algum tempo trabalhando nisso, comecei a me sentir sufocado. Era como se todas as minhas opções tivessem se esgotado e tudo estivesse indo ladeira abaixo a partir dali. Fiquei deprimido. Eu só tinha 25 anos. Foi então que meu irmão mais novo se matou.

Jonathan tinha 20 anos. Ele se matou com um tiro na casa onde crescemos, com uma arma que meu pai recebeu durante a Guerra da Coreia. Minha mãe encontrou o corpo.

Passado o choque inicial, eu e minha família tentamos entender aquela tragédia que parecia sem sentido. Meu irmão e a namorada tinham rompido pouco tempo antes e acreditamos que ele estava usando drogas, mas essas questões não explicavam a decisão de Jonathan de tirar a própria vida. Hoje, em retrospecto, entendo muito melhor.

Quatro anos antes de a tragédia acontecer, um raro problema congênito paralisou todo o trato digestório de Jonathan. Até então, ele era perfeitamente saudável. Agora, ali estava: 16 anos, a vida em risco, entrando e saindo do hospital para um procedimento doloroso atrás do outro. Não conseguia comer. Perdeu uma quantidade inacreditável de peso e força. Estava apavorado. Todo o sofrimento foi horrivelmente traumático para ele. As pessoas que conheceram Jonathan antes da doença comentavam como ele tinha mudado.

Não passávamos muito tempo juntos nessa época, mas, mesmo antes do suicídio, eu não sabia o que se passava com ele. Jonathan queria que eu o visse como forte e feliz e me escondeu seu trauma (ou, mais exatamente, escondeu o que entendia do assunto). De qualquer forma, não sei se eu notaria. Como disse, eu mesmo estava deprimido na época, perdido em minhas estratégias de consolo e praticamente cego em relação a tudo que não fossem minhas próprias tribulações e meu próprio trauma.

Depois da morte de Jonathan, conheci aos poucos o histórico de doença mental e suicídio na minha família. Passei muito mais tempo com meus pais e meu outro (e agora único) irmão, e comecei a perceber algumas coisas sobre o modo como eu levara a vida até então. Vi que eu era controlado por uma ladainha de *deveres* nascida do medo – medo de não ter sucesso, de lamentar me demitir de um bom emprego, de não saber o que estava fazendo e me arrepender depois. Após a morte de meu irmão, esses *deveres* baseados no medo que dominavam minha vida sumiram, e eu não conseguia lembrar por que tinham sido tão importantes. Foi então que decidi explorar meu antigo fascínio pela medicina.

Embora às vezes fosse árdua, a faculdade foi uma experiência maravilhosa. Eu estava ansioso para aprender todas as coisas que não sabia quando meus parentes mais velhos adoeciam – e quando meu irmão estava doente. E queria brandir esse conhecimento secreto para finalmente fazer diferença na vida das pessoas. Enquanto fazia o rodízio pelas diversas especializações nos dois últimos anos do curso, me espantei várias e várias vezes ao ver como o mundo interno do ser humano determina muito de seu mundo externo. Comecei a ver que nossas escolhas e experiências de vida surgem do que acontece dentro de nós, e me surpreendi com o número de problemas – alguns deles fatais – que podiam ser totalmente prevenidos. A faculdade de Medicina me ensinou a maravilhosa complexidade do ser humano, além da previsibilidade de muitas coisas evitáveis que nos ferem ou matam – como a má alimentação, o hábito crônico de fumar ou os acidentes de trânsito.

Quanto mais eu aprendia sobre medicina clínica e passava tempo com os pacientes, mais horrorizado ficava ao ver que os fatores de saúde mental se mantinham sem tratamento, causando dor física e mental e, às vezes, morte. Entendi que as pessoas sofriam e morriam não só por doenças físicas, mas por fatores de saúde mental subjacentes que contribuíam para seus problemas desde o princípio. E cada vez mais ficava claro que havia maneiras melhores de abordar os problemas médicos – quaisquer problemas, aliás – prestando atenção nas questões ocultas. Com muita frequência, isso significava prestar atenção no trauma.

Eu me interessei pela psiquiatria porque ela me incentivou a pensar em combinar biologia cerebral, medicina e psicologia para entender e ajudar os outros. Os psiquiatras precisam ter em mente que as doenças médicas e neurológicas são às vezes a verdadeira causa que leva as pessoas a buscar tratamento, e também têm que se concentrar em como a mente e o corpo se influenciam mutuamente o tempo todo. Por exemplo, o sofrimento físico com que meu irmão teve que lidar afetou sua mente, resultando em comportamentos que abalaram ainda mais seu corpo e sua mente.

Decidi me tornar psiquiatra porque queria fazer diferença para pessoas como meu irmão.

POR QUE ESCREVI ESTE LIVRO E O QUE ESPERO QUE VOCÊ TIRE DELE

A diversidade dos problemas humanos que já vi na vida e na carreira é quase infinita. Baseado nisso pude constatar que, na imensa maioria deles, o motivo subjacente é o trauma.

Essa é uma declaração ousada, e é assim que deve ser. A mensagem que vim transmitir sobre trauma tem que ser audaciosa a ponto de mudar a sua vida, e a dos outros, para melhor. Acredito que também é uma afirmação libertadora. Pense no que aconteceria se todas as luzes se apagassem em seu bairro – que terrível seria se a solução fosse trocar todas as lâmpadas de todas as casas! Consertar o transformador talvez pareça um serviço pesado, mas é muito mais sensato para resolver o problema. Com o trauma é assim também.

Escrevi este livro para soar o alarme do trauma, que é demasiadamente frequente, prejudicial, contagioso e, em geral, invisível – como um vírus. E, se continuarmos ignorando esse fato e permitindo que ele permaneça oculto, não aposto em nossa vitória.

Claro, a maioria de nós já sabe alguma coisa sobre trauma. Sem dúvida este não é o primeiro livro sobre o assunto, e ouvimos ou lemos notícias a esse respeito o tempo todo. No entanto, acho que, na maioria das vezes, conversar sobre isso é como gritar num megafone; o som estridente chama a atenção, mas é alarmante e incômodo demais e só nos deixa chocados ou confusos. Não é o que quero fazer aqui. Este livro foi escrito para falar francamente sobre trauma e promover um diálogo verdadeiro. Estou pousando o megafone para termos uma conversa ponderada.

Tudo bem, tecnicamente não é uma conversa; escrevi o livro, agora você está lendo, portanto não é bem uma troca de ideias em mão dupla. Ainda assim, quero que pareça um diálogo, e ofereço práticas e reflexões pensando nisso. Acho que não aprendemos estratégias adequadas para lidar com o trauma; também não temos o entendimento e a motivação de que precisamos para gerar mudanças necessárias em nós, nos outros e no mundo. Com isso em mente, eis o que quero que você tire deste livro:

- Uma compreensão ampla do trauma e da vergonha.
- A capacidade de reconhecer o trauma em si mesmo, nos outros e na sociedade que o cerca.
- O conhecimento de como o trauma individual e o trauma coletivo funcionam em nível social.
- A motivação para interromper o trauma.
- Várias ferramentas práticas para ajudar a si e aos outros.

Além de muitas histórias da minha vida e de meus pacientes, este livro está cheio de descrições e explicações, divididas em quatro partes. A primeira, *O que é trauma e como ele funciona,* define trauma, examina seus diferentes tipos e esmiúça o papel fundamental da vergonha. A segunda parte, *O quadro maior: a sociologia do trauma,* se concentra em mostrar como a questão é realmente grande e generalizada. Discuto como a situação atual da assistência médica está mal equipada para lidar com o tema; também examino de que forma as condições sociais, como a pandemia de Covid-19 e o racismo, fomentam ainda mais problema. Na terceira parte, *Manual do proprietário do cérebro,* trato do papel do sistema límbico, especificamente de como o trauma altera a biologia cerebral, as emoções, as lembranças e a experiência física de doença e dor. Finalmente, a quarta parte, *Como vencer o trauma... juntos,* é um chamado à ação para processar, expurgar e curar os efeitos prejudiciais do trauma em todos nós.

PRIMEIRA PARTE

O que é trauma e como ele funciona

O sofrimento humano em qualquer lugar interessa a homens e mulheres de qualquer lugar.
– ELIE WIESEL

CAPÍTULO 1

Como falamos sobre o trauma

trauma
substantivo masculino
qualquer coisa que cause dor física ou emocional e deixe sua marca no decorrer da vida da pessoa.

O trauma afeta tudo. Um percentual alarmante de pessoas se feriu de um modo que não pode ser visto de fora. Não falo de mágoas triviais, como alguém lhe dar o sabor errado de sorvete ou comer seu último biscoito. Refiro-me ao tipo de dor física ou emocional que muitas vezes passa despercebida, mas que na verdade muda a biologia e a psicologia do cérebro. E, embora os seres humanos sejam bem resilientes, muitos sofrem mais e por mais tempo com essas alterações do que somos capazes de imaginar.

ANALOGIAS PARA O TRAUMA

Às vezes, uma definição sozinha não resolve, por isso costumo usar analogias para falar de trauma, ilustrar como funciona e ajudar a abrir caminho para aprender a lidar com ele. Eis algumas das minhas analogias favoritas, mas você encontrará várias outras ao longo do livro.

O vírus do trauma

Provavelmente, essa é a comparação que mais uso e, com certeza, é pertinente na época em que escrevo este livro. Faz anos que penso no trauma como uma epidemia, mas recentemente a Covid-19 se espalhou por toda parte, e comecei a considerar o trauma como um vírus que também deixa em sua esteira muita gente morta ou sofrendo efeitos colaterais. Como o vírus da Covid-19, não é possível enxergar o trauma em si; só se vê seu funcionamento – silencioso e cruel. Enquanto prejudica uma pessoa, ele se duplica e pula para outra; depois, se espalha para mais outra e, muitas vezes, volta. Infelizmente, não há estudos nem testes em andamento de vacina para trauma. E, até empregarmos todas as ferramentas disponíveis e finalmente enfrentarmos a ameaça do vírus do trauma, não só nossa felicidade e nosso bem-estar ficarão em perigo, mas nossa sobrevivência também.

A Covid-19 mudou profundamente o modo como vivenciamos o mundo e nos relacionamos com os outros membros de nossa comunidade: usamos máscara quando estamos com outras pessoas, mantemos distância física delas (em geral, dois metros ou mais), nos perguntamos se elas podem ser agentes infecciosos, procuramos encurtar as conversas e assim por diante. Os impactos do trauma não são tão diferentes. Como sofremos de ansiedade e depressão em consequência do trauma, usamos máscaras metafóricas para lidar com as pessoas (em Roma, as máscaras teatrais se chamavam *personas*), guardamos distância emocional delas, às vezes evitamos quem parece estar sofrendo de ansiedade e depressão e temos com elas diálogos breves e rasos.

Uma resposta sábia à pandemia viral é se fechar mais até a vacina ficar amplamente disponível. Uma resposta sábia à pandemia de trauma é se abrir mais até nós mesmos virarmos a vacina.

Antes que a Covid-19 chegasse, sempre pensei nas pandemias como épocas em que todos deixavam as diferenças de lado para se unir e combater um inimigo comum. No passado, imaginei que as pessoas tivessem dado ouvidos a seus médicos e enfermeiras e seguido as diretrizes estabelecidas pelas autoridades para cuidar dos amigos, parentes queridos e dos outros. Escrevo isto em 2020, e foi um rude despertar.

Muita gente não parece inspirada por qualquer noção de bem comum. Na verdade, o noticiário está cheio de pessoas que parecem ter duplicado as preferências e rancores guardados, ao mesmo tempo que ignoram a ameaça letal que cresce dia a dia. Nossa resposta ao vírus da Covid-19 tem sido marcada pela negação, por brigas e pela recusa chocante a enfrentar verdades desagradáveis. O governo dos Estados Unidos não olhou à frente, nem mesmo quando avisado. E, como não nos dispusemos a enfrentar verdades inconvenientes, perdemos oportunidades incontáveis de afastar tragédias evitáveis. Segundo qualquer padrão legítimo, fracassamos como nação: não nos esforçamos para fazer o que era certo por nosso país e por todos os que estão nele.

Fico incomodadíssimo com isso. Mas também mais decidido ainda a divulgar a mensagem sobre o vírus do trauma, que também é uma pandemia que gera sofrimento e desespero indizíveis no mundo inteiro.

O vírus do trauma, como o da Covid-19, é invisível, mas não recebe a mesma divulgação, o que o torna ainda mais fatal. Podemos reconhecer alguns sintomas, mas, como ele realmente altera o cérebro – nossos pensamentos e lembranças e seu significado –, é ainda mais difícil perceber a extensão dos danos. A maioria pensa em trauma como algo que resulta de um evento único e significativo, mas essa é só a ponta do iceberg. Os cientistas que o estudam nos dizem que há muito mais do que as coisas óbvias que conseguimos ver, mas, como mostrou a pandemia de coronavírus, nem sempre somos bons em escutar cientistas.

Uma coisa que os cientistas nos dizem sobre o vírus do trauma é que ele é prejudicial a ponto de afetar as crianças do futuro – aquelas que ainda nem foram concebidas. Ele pode definir como as características genéticas são transmitidas, ou seja, suas consequências são escritas hoje em nosso registro genético futuro. Assim, o trauma atua como uma pandemia que se estende além da morte da pessoa. Estamos olhando um vírus que se infiltra na cadeia de sobrevivência de nossa espécie e faz seu mal se amplificar por gerações.

As máscaras e o isolamento são bons numa pandemia viral. Eles nos protegem por limitar a disseminação da doença, permitindo que sobrevivamos e continuemos levando a vida. No entanto, as restrições impostas pelo trauma geralmente atuam por dentro, substituindo emoções e pensamentos saudáveis por outros negativos e projetando no mundo nosso desconforto e nossos temores. Nada disso nos ajuda ou nos protege. Ao contrário, as máscaras e o isolamento associados ao trauma promovem ainda mais trauma, permitindo que as sementes de nosso sofrimento cresçam e se espalhem. É assim que a pandemia se perpetua.

Uma resposta sábia à pandemia viral é se fechar mais até a vacina ficar amplamente disponível. Uma resposta sábia à pandemia de trauma é se abrir mais até nós mesmos virarmos a vacina.

Abrir-se à compreensão, à compaixão e à mudança deixa entrar o sol e o ar fresco psicológicos de que precisamos para desabrochar.

Embora a analogia com o vírus registre com exatidão o risco e a gravidade do trauma, às vezes gosto de usar outras duas comparações para descrever de que modo ele é uma ameaça grande para todos nós.

Poluição

O trauma é bem parecido com o ar que respiramos: está em toda parte, entrando e saindo de nosso lar, de nosso corpo e do das pessoas que amamos. Em geral, não pensamos muito no que respiramos, a não ser quando o nível de poluição aumenta (a fumaça das cidades, por exemplo, ou dos incêndios florestais nas proximidades) e fica insalubre inspirá-lo para dentro do corpo. Por isso, usamos o índice de qualidade do ar para acompanhar poluentes importantes, como o ozônio no nível do solo, o monóxido de carbono, os aerossóis e assim por diante. Mas na maior parte do tempo praticamente não prestamos atenção no ar de que precisamos para sobreviver. Isso também é parecido com nossa abordagem do trauma: só reconhecemos sua gravidade quando os sintomas fogem ao controle. O ideal seria um tipo de monitoramento constante que nos permitisse entender o efeito cotidiano dele e nos ajudasse a minimizar os danos causados em nosso ambiente interno e externo.

A poluição na água também é um grande problema. Imagine pôr uma gota de corante tóxico numa grande vasilha d'água. Se observar com atenção, você verá a toxina se dispersar no líquido. Quando o corante cai, a cor é rica e forte, mas sua intensidade se reduz conforme se espalha. Ainda há a mesma quantidade de veneno, e ele ainda irá aonde quer que a água for, mas pode parecer menos preocupante do que no começo – afinal de contas, o tom não é mais tão intenso quanto antes.

Só porque não temos consciência imediata nem nos preocupamos com a poluição não significa que ela não seja um perigo para nós e para o planeta. E só porque não prestamos atenção no trauma não significa que ele não esteja atuando para corroer nosso bem-estar. A ameaça é real e está causando danos neste exato momento.

Parasitas

Às vezes, o parasita do trauma é tão cruel que nos faz esquecer como nos manter a salvo.

A terceira analogia da qual quero falar é a do *toxoplasma*, um parasita que passa por vários estágios de desenvolvimento em hospedeiros diferentes. Isso permite que ele viva e se reproduza e garante sua sobrevivência futura. Podemos identificar as etapas de crescimento do parasita – seu ciclo vital – e como o hospedeiro é usado para levar o parasita ao próximo passo. O toxoplasma é fascinante porque seu ciclo vital não envolve meramente vetores diferentes; ele usa espécies variadas para impulsionar sua disseminação.

O toxoplasma evoluiu para transferir-se dos camundongos aos gatos (e, às vezes, até dos gatos aos seres humanos). O parasita não planejou isso conscientemente, é claro, mas, mesmo assim, desenvolveu um modo de aumentar a probabilidade de que os camundongos sejam comidos pelos gatos, e fez isso mudando o cérebro dos roedores infectados para que tenham menos medo dos felinos. É difícil não se maravilhar com a engenhosidade tortuosa disso; afinal de contas, os camundongos têm medo instintivo de gatos. Mas os contaminados pelo toxoplasma perdem o receio sem saber, de modo que passam por um gato sem um pingo de preocupação.

Acredito que o trauma faz com os seres humanos o que o toxoplasma faz com os camundongos. Não seremos comidos por gatos, mas o trauma certamente muda nosso cérebro para nos fazer esquecer alguns aspectos fundamentais do que significa estar plenamente vivos: nosso valor, nossos sonhos, nossos dons e nossas aspirações. E, às vezes, o parasita é tão cruel que nos faz esquecer como nos manter a salvo. Nem dá para contar quantas vezes vi uma pessoa fisicamente ferida numa relação anterior (e com pavor de voltar a ser agredida da mesma forma) entrar num outro relacionamento em que era quase certo ser novamente atacada.

O trauma altera nosso cérebro de maneira parecida com o toxoplasma que deixa os ratos menos conscientes do perigo óbvio dos gatos. Em vez de prestar atenção nos sinais de alerta nos outros, as pessoas traumatizadas geralmente se concentram em mudar a si mesmas - em agir e ser "melhor" (com pouca ajuda da sociedade nesse aspecto, também). Esse pensamento só gera mais vergonha, autocondenação e fantasias de que um novo relacionamento pode se tornar saudável e seguro, o que costuma levar a pessoa agredida a desprezar ou ignorar os sinais que poderiam estar num cartaz luminoso. Os indícios mostram claramente que mais abuso, desespero e vergonha a aguardam, mas o trauma faz a pessoa pensar erradamente que modificará o modo como os outros se comportam com ela.

Como o toxoplasma, o trauma faz o que faz para sobreviver. Pode não ser capaz de pensamento consciente, mas isso não o torna menos perigoso ou eficaz. O toxoplasma evoluiu para se reproduzir a qualquer custo. Do mesmo modo, o trauma cria mais trauma, indo de ser humano em ser humano, passando para outros seres vivos e ao planeta e voltando outra vez aos humanos. E continuará fazendo isso até que o impeçamos.

DOENÇAS PREEXISTENTES

Assim como vírus, poluição e parasitas afetam cada um de modo diferente, o mesmo acontece com o trauma. Ele aparece com várias formas, frequências e intensidades, e há numerosas razões para algumas pessoas serem mais impactadas do que outras. Se quisermos vencê-lo, precisaremos explorar esses fatores e entendê-los meticulosamente. A maioria de nós está mais preparada para um tipo de trauma do que para outro – é mais capaz de usar a experiência de vida para combater bem um tipo de inimigo –, embora possa ficar indefesa contra outro tipo de adversário.

Nossa genética e experiência de vida são fatores da chamada hipótese de múltiplos eventos. Ela pode ser aplicada a várias situações reais e afirma que nossos mecanismos de enfrentamento se enfraquecem com experiências traumáticas sucessivas – em essência, dependendo de quantos "golpes" levamos. Algumas pessoas são profundamente afetadas por sua primeira experiência de trauma, enquanto outras parecem muito resilientes, mas são abaladas por um evento aparentemente menos grave depois. As pessoas que são alvo de preconceito étnico ou racismo sistêmico, por exemplo, vivenciam uma barragem interminável de fatores de estresse que faz disparar sua vulnerabilidade a mais trauma. Quando se trata de receber pancadas, em geral não temos consciência de como elas se acumulam em nós e nos outros.

TENHO UMA HISTÓRIA PARA CONTAR

Como mencionei na introdução, este livro é cheio de histórias da minha vida e de pessoas que tive a honra de conhecer. Da mesma maneira que faço com as analogias, uso exemplos para ilustrar de que forma o trauma funciona e como é possível lutar contra ele – e triunfar. Eles são poderosos porque são reais. Alterei alguns aspectos para proteger a confidencialidade, mas me mantive fiel à experiência como a entendi (e, em alguns casos, vivi). Todos temos histórias. Nós as usamos para recordar e compartilhar os eventos alegres de nossa vida, assim como nossos desafios. E as histórias de trauma e de como as pessoas convivem com ele são tão antigas quanto a Lua. O trauma é o vilão que enfrentamos em busca da felicidade; causa danos que nos mudam e reforça as ansiedades que temos. Na superfície, isso parece afetar negativamente uma balança interna que nos esforçamos para inclinar de volta para a felicidade, mas essa é só uma parte do enredo.

O trauma sequestra nossas histórias.

A parte da história do trauma que ignoramos com muita frequência envolve modificações da biologia e da psicologia do cérebro, e a razão de não prestarmos atenção nesses efeitos é que o trauma em si nos impede de ver as mudanças e suas consequências em nossa vida. Ele corrói nossos sonhos e tinge nossas decisões sem sabermos. É como um vilão ou inimigo que passa a residir dentro de nós, provocando conflitos a respeito de quem somos, do que somos capazes e do que merecemos. Ele atrapalha o relacionamento com nossa balança interna, acrescentando peso ao lado negativo da vida, nos enganando para nos privar de nosso direito natural de segurança e alegria – e faz tudo isso sem que tenhamos ideia do que está acontecendo. O trauma muda nossas emoções e lembranças, que, quando alteradas, afetam nossas decisões e o curso de nossa vida.

Quando pessoas sob meus cuidados morrem, penso não apenas na história aparente da morte delas, mas no que o trauma lhes provocou nos bastidores. Isso nunca é declarado como a causa da morte. Por exemplo, a versão oficial pode ser *acidente de trânsito*, em vez de *estuprada por colega de trabalho*; *suicídio*, em vez de *um estelionatário acabou com as economias de sua vida inteira;* ou *cirrose hepática*, em vez de *abuso na infância pelo pai ou mãe alcoólatra*. O trauma sequestra nossas histórias, na vida e também na morte.

QUATRO VINHETAS

Eis quatro histórias reais sobre o trauma (duas de minha própria experiência) para ilustrar seus efeitos.

- Dissequei um pâncreas na escola de Medicina e conhecia sua função, mas isso não tinha qualquer significado especial até minha mãe ser diagnosticada com câncer no pâncreas. Depois de um período dificílimo para minha família, ela morreu. Até o diagnóstico, minha mãe era saudável e ativa, lia vorazmente e andava tão depressa que eu não conseguia acompanhá-la. Agora, sempre que ouço a palavra *pâncreas* meus músculos se tensionam, minha respiração acelera e vejo imagens de seu funeral e do lugar no sofá de meus pais onde ela não está mais. Não dá para ver de fora, mas com certeza seria possível "ver" por dentro. Certa vez, em Londres, percebi que não queria encontrar um amigo na estação ferroviária de St. Pancras porque o nome *Pancras* era um pouco próximo demais daquela temida palavra. Fui mesmo assim, mas comecei a me sentir culpado enquanto andava até lá, pensando "eu devia ter ido em casa mais vezes quando mamãe estava doente". A verdade era que visitei a casa de meus pais regularmente (da Costa Oeste à Costa Leste, ida e volta) de quinze em quinze dias, durante muitos meses. Fui às consultas médicas com ela e saí para passear com mamãe e papai várias vezes. Ajudei a cuidar dela quando piorou. Mesmo assim, ainda me sentia culpado.

- Cuidei de mais gente que sofreu ataques sexuais do que seria capaz de contar, e o trauma que essas pessoas vivenciam alcança todas as facetas da vida. Uma das minhas pacientes saiu da festa de um amigo e foi estuprada num canto escuro do gramado da frente quando andava até seu carro. Ela se lembra especificamente de que não havia árvores no local, nenhum esconderijo, e, mesmo assim, não viu o homem que a atacou. Estava escuro, era tarde e a maioria das pessoas já tinha ido embora, mas ela havia ficado mais tempo porque estava divertido falar com pessoas novas que tinham interesses semelhantes. Conversavam sobre montanhismo. Depois do estupro, ela sofreu ataques de pânico, teve dificuldade de se concentrar e medo de ser demitida pelo mau desempenho no emprego. Ela temia o fim do horário de verão porque isso significava que a rua estaria escura sempre que fosse pegar o carro para ir trabalhar ou voltar para casa. Sentia-se ameaçada praticamente por todos os homens que encontrava, até os que a amavam e que ela amava. Começou a se vestir mal para não chamar atenção, e, em consequência, descumpria as regras de vestuário da empresa. O pior era que se sentia culpada o tempo todo. Sabia que a culpa não era dela, mas não conseguia parar de ruminar sobre o que poderia ter feito de forma diferente – ter ido para casa mais cedo, tomado mais cuidado ao sair, se vestido de outra maneira? Mas se sentia ainda pior por sentir medo quando seu próprio irmão queria abraçá-la. E com certeza ela nem cogitava namorar ou escalar.

- Quando estava com 20 e poucos anos, eu viajava muito, o que envolvia muitos pousos e decolagens. Certa vez, enquanto me preparava para pegar o avião e voltar da Europa para casa, lembro que me senti congestionado e tomei algum tipo de medicamento. Sem que eu soubesse, era uma crise de sinusite, e isso, somado às mudanças de pressão durante os voos, enfraqueceu ainda mais o revestimento dos seios paranasais, que se rompeu quando o avião desceu para uma escala em Amsterdã. O sangue encheu a cavidade nasal e começou a pressionar com muita força os nervos que iam para os dentes superiores esquerdos. A dor foi tão terrível que realmente perdi a consciência algumas vezes, e devo ter dado um belo espetáculo enquanto atravessávamos o Atlântico. Até hoje, ainda tenho medo de pousos e decolagens, temo que algo se rompa dentro de mim e a dor seja insuportável. Quando penso nessa história, também recordo a família holandesa discreta e reservada sentada a meu lado, e me pergunto como meu sofrimento afetou as duas meninas (ambas por volta dos 8 anos, com laços no cabelo) que tiveram de assistir àquelas cenas fortes durante nove longas horas.

- Uma de minhas pacientes idosas era sempre acompanhada até meu consultório pelo marido afável. Ela me levava biscoitos perto do Natal, e seu marido me garantia que eram os mais gostosos do mundo. Havia vários parques na área, onde passeavam juntos havia anos. Certo dia, sem aviso, ele caiu no chão e não se mexeu mais. Minha paciente ficou aterrorizada. Tentou desesperadamente encontrar o pulso, começou a ressuscitação cardiorrespiratória e ligou imediatamente para a emergência, mas ele morreu bem ali, de um infarto fulminante. Muita coisa foi tirada dela, mas o que mais a atormentava era não conseguir voltar a nenhum dos parques que costumavam frequentar. Suas melhores lembranças se tornaram armas contra ela, que se sentia culpada também. Deveria ter notado algo diferente nele? Poderia ter feito algo para salvar sua vida? Qualquer coisa que a lembrasse da perda garantia uma noite de insônia terrível e pesadelos que não conseguia recordar. Anos depois, ela está muito melhor, mas ainda não foi a um parque.

Esses exemplos de trauma são bem diferentes – um envolve um ataque proposital a uma mulher inocente; outro, uma dor física excruciante; e dois deles são eventos que resultaram na morte de uma pessoa querida (uma devagar, a outra de repente).

Nesses casos também há fios em comum. Um é o alto nível de emoções negativas, outro é o *mundo que mudou* – que, no pós-trauma, é sentido de maneira drasticamente diferente. Pensamentos antes agradáveis ficam carregados de sensações ruins, assim como ideias antes neutras. A mulher do segundo exemplo não consegue mais escalar por causa da proximidade entre a conversa sobre montanhismo e o evento traumático em si. O pouso dos aviões era neutro para mim, mas não depois que o sangue me encheu a cavidade dos seios paranasais durante uma aterrissagem, causando uma dor pavorosa. A palavra pâncreas hoje é embebida de culpa e perda para mim, e uma mulher idosa não aguenta mais ir aos parques que visitava com seu amor falecido.

Esses são só alguns modos de o trauma mudar nossa experiência com o mundo exterior. Seja qual for a natureza ou a gravidade do evento traumático, nossas histórias antes e depois não poderiam ser mais diferentes.

CAPÍTULO 2

Tipos de trauma e síndromes pós-traumáticas

Algumas pessoas que contraem um vírus que ameaça a vida ficam doentes muito depressa, enquanto outras não têm sintomas até os danos terem se espalhado por toda parte. Com isso em mente, é importante entender que há tipos diferentes de trauma para podermos reconhecê-los e discernir como se assemelham e como se diferenciam.

TRAUMA AGUDO

O trauma agudo resulta de um evento específico que a maioria reconheceria como grave: um ataque cruel, uma lesão em combate, assistir a mortes violentas, um grave acidente de carro, o diagnóstico de uma doença terminal. Em cada um deles, acontece algo que cria uma experiência de vida radicalmente diferente da que havia antes. Em geral, o trauma agudo é acompanhado por medo, dor, horror, vulnerabilidade intensa e perda da ilusão de que podemos prever ou controlar a vida de maneira a afastar os desastres. As pessoas podem ficar compreensivelmente angustiadas durante e logo depois de um episódio desses, mas às vezes ficam estranhamente calmas, como se um interruptor fosse apertado ou o cérebro desligasse para não ficar sobrecarregado. Quer recebam auxílio profissional depois, quer não, em geral elas têm bastante consciência de que algo impactante aconteceu, e que a vida delas ficou visivelmente diferente do que era antes.

TRAUMA CRÔNICO

Em vez de um evento impactante, o trauma crônico vem da exposição prolongada a situações e pessoas prejudiciais: viver sob sítio durante uma guerra, sofrer abuso sexual constante quando criança, aguentar preconceito e racismo, etc. Não é raro que quem sofra de trauma crônico não tenha consciência dele ou que só perceba muito mais tarde que vivia em circunstâncias traumáticas. É claro que, às vezes, temos bastante noção das coisas que o cérebro suprime, empurrando-as para debaixo do tapete da consciência, porque não suportamos conviver com aquela realidade. É como se o trauma fosse uma bola cheia de ar que ficamos tentando empurrar sob a água: é preciso muito esforço para mantê-la submersa, e às vezes ela dispara até a superfície com força suficiente para nos machucar. Entre outras coisas, o trauma crônico pode resultar em desamparo, insegurança, medo, negatividade sobre o mundo e vergonha constantes (examinaremos a vergonha com mais detalhes no capítulo 3). Tanto quanto o agudo, o trauma crônico prepara o caminho da vergonha, mas permite que ela se esconda melhor.

Penso em todos que conheci em clínicas e prontos-socorros buscando refúgio de situações de vida abusivas. Muitos receberam o tratamento de que precisavam, buscaram ajuda para o trauma crônico e tiveram uma vida compensadora. Infelizmente, uma quantidade grande demais de pessoas retorna a relações abusivas ou cai em outras do mesmo tipo porque o trauma crônico pode levá-las a acreditar que não têm opção ou que não merecem coisa melhor. Às vezes, até pensar numa outra vida parece uma cruel zombaria a ser evitada a qualquer custo – como um faminto que não come o alimento posto diante dele porque lhe foi tirado vezes demais.

TRAUMA VICÁRIO

Temos a capacidade maravilhosa de sentir as emoções dos outros e de ajudá-los a se curar oferecendo-lhes amor e compaixão, mas também podemos ser prejudicados se internalizarmos o sofrimento alheio. Várias tragédias da faculdade de Medicina me vêm à mente – quando penso nelas, as lembranças são tão fortes que a fronteira entre o que aconteceu a mim e aos outros se desfaz. O trauma vicário afeta os socorristas e outros profissionais que trabalham com auxílio, mas também qualquer pessoa compassiva que não foge da agonia dos outros. Estar presente alivia a dor e a solidão, mas também deixa entrar o terror deles, que pode deixar marcas que imitam a experiência direta do trauma. É claro que nem todos os compassivos são pessoalmente afetados pelo sofrimento externo, ou pelo menos não igualmente. Depende do tipo de trauma que a própria pessoa viveu, além do ajuste de sua bússola emocional.

SÍNDROMES PÓS-TRAUMÁTICAS

Quando falamos dos impactos a longo prazo do trauma, em geral pensamos no transtorno de estresse pós-traumático (TEPT, uma sigla muito usada na mídia e que muita gente a associa ao trauma mesmo sem entender direito o que significa). No entanto, muitos não sabem que essa condição é apenas um dos problemas duradouros que podem resultar do trauma.

Um modo mais significativo de pensar no impacto a longo prazo do trauma é considerar a ideia de *síndromes pós-traumáticas*. Com essa expressão, me refiro à série de problemas que afetam negativamente a vida de alguém depois da ocorrência do trauma, e o TEPT é apenas um deles. As síndromes podem surgir do trauma agudo, crônico ou vicário. Embora tratáveis, muitas nunca são identificadas por quem as sofre, pela família e amigos ou pelos profissionais envolvidos. E, a menos que detectemos o problema, ele piora.

Eis sete critérios que estabelecem o que constitui uma síndrome pós-traumática. Os dois primeiros descrevem a experiência de trauma, os cinco subsequentes elencam sintomas que podemos reconhecer em nós e nos outros.

1. **EXPOSIÇÃO.** Esse critério parece simples, mas nem sempre é. Em geral, o trauma agudo é fácil de identificar, mas o crônico e o vicário podem ser difíceis, principalmente se acrescentarmos o fator da negação. Podemos ser incapazes de admitir para nós mesmos que fomos traumatizados porque a vergonha gerada pelo trauma nos convence de que tudo pioraria se admitíssemos. Ela também nos diz que a culpa foi nossa, que ninguém vai acreditar em nós, que deveríamos ficar calados porque os outros enfrentam casos piores, que deveríamos nos concentrar nas coisas positivas da vida, etc.

A vergonha usa argumentos intermináveis para nos manter presos nas garras do trauma.

2. **REEXPERIÊNCIA.** A reexperiência do trauma significa que a pessoa continua a ser assombrada pelo que aconteceu no passado. Alguns fantasmas são mais óbvios do que outros. Às vezes, temos bastante clareza de como nossos traumas tecem seu caminho pela mente, mudando pensamentos e sentimentos. Isso é mais evidente depois do trauma agudo. Sabemos que ficamos diferentes de antes, e uma das piores coisas dessa experiência é a confusão sobre quem somos; nos sentimos alienados do eu que estamos acostumados a conhecer. Podemos nos sentir perdidos e desesperados para recuperar o controle, e o medo gerado pelos pensamentos pode causar vergonha e medo ainda maiores, alimentando a reexperiência do trauma e tornando ainda mais difícil admitir o que está acontecendo e buscar ajuda. É mais fácil no momento, e em geral parece mais seguro, empurrar o medo sob a superfície e avançar, na esperança de que tudo passe. É ainda mais complicado quando a situação é menos óbvia, o que acontece com mais frequência no trauma crônico e no vicário. Podemos levar tempo para unir causa e efeito, e não compreender o que está acontecendo – porque temos os pensamentos e sentimentos que vivenciamos. Algumas decisões nossas podem até nos alarmar.

3. **HIPERVIGILÂNCIA.** Todos temos um sensor de ameaças, em geral sob a superfície da consciência, que examina constantemente as imagens, os sons e as sensações de nosso ambiente interno e externo. Você pode estar envolvido numa atividade relaxante, como ler um livro ou assistir a um filme, mas se vir uma sombra inesperada ou ouvir algo suspeito no cômodo ao lado o sensor de ameaça vai avisá-lo imediatamente. Seu

propósito é nos proteger, mas não incomodar a parte consciente da mente, a não ser que o perigo exija vigilância. No entanto, quando as pessoas sofrem com traumas, o sensor fica hiperativo e hipervigilante e as convence de que as coisas são perigosas e erradas *neste instante*, o tempo todo. É como se o mecanismo reconhecesse que foi incapaz de prevenir o trauma inicial e agora tentasse compensar sendo ativo e barulhento sem parar. Mas, quando toca o alarme o tempo todo, o cérebro acaba se cansando e fica incapaz de diferenciar o perigo falso do verdadeiro. A hipervigilância também resulta em tensão constante, menos prazer e tranquilidade, além de aumento do risco de problemas físicos, como hipertensão arterial, doença cardíaca, acidente vascular cerebral e câncer.

4. **AUMENTO DA ANSIEDADE BASAL.** Enquanto a hipervigilância, especificamente, é a superativação do sensor de ameaças do cérebro, o trauma também pode elevar o nível de ansiedade basal. Como ansiedade, me refiro aqui à sensação interna de tensão e desconforto que diminui nossa capacidade de contrabalançar a angústia usando mecanismos saudáveis de enfrentamento. A ansiedade também afeta negativamente esses mecanismos por diminuir nossa perseverança, nossa capacidade de manter a autoconfiança diante dos desafios e de nos orientar para o autoconsolo quando ficamos aborrecidos ou esgotados. Quanto mais alta a ansiedade basal, menos conseguimos acessar as maneiras de enfrentamento. Não é muito diferente de estar fora de forma, com as articulações enrijecidas e os músculos fracos; se pularmos para escapar de um perigo, não faremos isso com muita habilidade. Além disso, o aumento da ansiedade basal também baixa a tolerância à angústia, que se refere à quantidade de sofrimento que a pessoa consegue aguentar e ainda usar bons métodos para tomar

decisões saudáveis. A angústia pode vir de memórias nítidas do trauma que voltam várias vezes à mente ou de temores induzidos por ele de que fracassaremos em nossas iniciativas e nos sentiremos envergonhados. Os exemplos externos de angústia podem incluir parceiros cujo comportamento nos lembra abusadores do passado, bullying, preconceito ou assédio sexual no trabalho, mas, seja qual caso for, é melhor enfrentá-la com uma estratégia de pensamentos saudáveis, compaixão e decisões acertadas.

O trauma muda todo o campo de jogo interno. Assim como o atleta não tem desempenho tão bom em condições adversas (terreno enlameado ou vento forte, por exemplo), não estamos em nossa melhor forma quando o trauma corrói nossa capacidade de funcionar ao arremessar coisa demais sobre nós e atrapalhar os painéis de controle do sistema nervoso. A diferença aqui é que o esportista retornará ao desempenho ótimo quando as condições voltarem ao normal, enquanto o trauma aumenta a probabilidade de mudanças negativas do corpo e da mente.

5. **PIORA DO ESTADO DE ESPÍRITO BASAL.** A exposição ao trauma, a reexperiência dele e a hipervigilância elevam o nível de ansiedade e, ao mesmo tempo, reduzem a nossa disposição. Quando sofremos um trauma, ficamos mais propensos ao isolamento e a evitar novas experiências, o que leva à redução do prazer com atividades antes agradáveis. Não é difícil acelerar o filme e ver onde isso vai dar. Quantas vezes ouvi alguém se descrever em palavras inimagináveis antes do evento traumático? Uma pessoa antes sociável agora se descreve como alguém que "se mantém discreto porque ninguém gosta de mim". Outra paciente, com muitos amigos e antes gregária, se descreveu como "nunca me entendo com ninguém, por isso nem vale a pena tentar". Nos dois casos, as pessoas fizeram cara de surpresa ao

proferir essas frases, e quando refletiram não souberam dizer se as palavras eram falsas ou se tinham se tornado verdadeiras em algum momento depois do trauma. Esse é apenas mais um modo que o trauma encontra de nos enganar a nosso respeito, usando a ansiedade e um estado de espírito ruim para camuflar suas ações.

6. **SONO INADEQUADO.** O trauma ataca o sono por todos os ângulos; aumenta o tempo necessário para adormecer e o número de vezes que despertamos durante a noite, além de reduzir a extensão e a qualidade do descanso. Obviamente, isso é ruim para nossa saúde e felicidade – a fadiga está relacionada ao aumento de lesões e acidentes – e costuma significar mais ansiedade e temor enquanto tentamos obter o repouso de que tanto precisamos. Por sua vez, isso pode levar a evitar novas situações, a decisões mais confusas e profecias de solidão e desapontamento que acabam por se concretizar. Nossa saúde mental e física declina, uma se somando aos efeitos negativos da outra. Dormir mal também está associado à ruminação – aqueles pensamentos improdutivos, negativos e repetitivos: nunca vai dar certo, por exemplo, ou sou uma pessoa horrível. Quanto mais nos dizemos essas coisas, mais provável é acreditarmos nelas e agirmos com base nessas falsas crenças, ainda mais se considerarmos que a ruminação acontece consciente e inconscientemente. A pessoa pode acordar no meio da noite tendo repetidamente os mesmos pensamentos negativos, ficando mais angustiada e sofrendo por estar acordada, e nem perceber que a ruminação acontece há horas sob a superfície do sono. Nem é preciso dizer que a função restauradora do sono é destruída.

7. **MUDANÇA DE COMPORTAMENTO.** Falei de mudanças de comportamento na maioria dos critérios já mencionados, mas acho que elas também merecem uma categoria à parte. Isso por-

que as alterações logo se acumulam, multiplicam e, finalmente, nos levam a lugares não reconhecidos, sem rota de fuga óbvia. Em outras palavras, o trauma nos torna pessoas diferentes sem que compreendamos a extensão, o risco ou os danos. É comum as pessoas comentarem que viraram outra depois de viver um trauma, e elas têm dificuldade de resgatar as partes boas do que já foram. O modo como agimos no mundo afeta a maneira como pensamos e nos sentimos, e os pensamentos e sentimentos, por sua vez, modificam nosso comportamento. É como usar um mapa que só está um pouquinho "errado". Seguir assim pode nos levar ao destino por um caminho mais longo, mas, com mais frequência, vai nos confundir e nos deixar perdidos.

As pessoas que sofrem de síndromes pós-traumáticas podem apresentar todos esses sete critérios ou, às vezes, só os dois primeiros e alguma combinação dos outros. Em todo caso, há mudanças reais, que causam infelicidade, aumentam o sofrimento e o risco, reduzem a tranquilidade e a resiliência. Essas alterações negativas nos atingem na base de nossa própria existência. Em termos individuais e coletivos, é isso que enfrentamos. É o que temos de abordar se quisermos verdadeiramente triunfar sobre o trauma.

ÀS VEZES NÃO HÁ FÉRIAS

Há muito tempo, eu e minha mulher planejávamos férias curtas – um fim de semana prolongado num lugar tranquilo. Ambos precisávamos muito delas. Eu estava louco por uma pausa da responsabilidade constante dos celulares e *pagers* me assustando com emergências durante o dia (e às vezes durante a noite). Embora pedisse a outros médicos que me cobrissem, qualquer coisa urgente que envolvesse meus pacientes ainda me alcançaria. O primeiro dia longe do trabalho foi fantástico: o tempo estava lindo e relaxávamos ao ar livre quando a noite se aproximou. Então, meu celular tocou.

Era uma médica da unidade de tratamento intensivo – uma avaliadora de emergências de uma equipe de transplantes. Um de meus pacientes tomara uma overdose e poderia morrer, caso não recebesse um transplante. Ela explicou que, se o rapaz tivesse errado a dose como efeito direto da doença (isto é, se tivesse tomado remédios demais por estar confuso), receberia o transplante em poucas horas. Mas, se a overdose fosse uma tentativa de suicídio, não estaria qualificado para o órgão do qual precisava para sobreviver. E, como ninguém sabia com certeza, eles pediram minha opinião. Ela determinaria o que fariam. A avaliadora de transplantes me lembrou que havia outras pessoas na fila, pacientes que também poderiam morrer sem a cirurgia.

Pedi à médica vinte minutos para pensar, mas eu já sabia a resposta. Meu paciente estava muito doente e já tentara se matar várias vezes. Essa parecia exatamente uma de suas tentativas de suicídio.

Enquanto eu esperava para ligar de volta para a médica, meu celular voltou a tocar. Era a mãe do paciente. Eu nunca falara com ela, mas ela sabia quem eu era e conhecia a situação. Histérica, me implorou que dissesse à equipe de transplantes que o filho não tentara se matar, que fora um erro da parte dele. Ela me disse que meu trabalho principal era ajudar meu paciente e que, se eu dissesse a verdade à avaliadora de transplantes, seria como se eu mesmo o matasse.

Alguns minutos depois, liguei de volta para a avaliadora e disse o que eu acreditava ser verdade. Nunca havia ficado mais dilacerado entre duas responsabilidades – a primeira, com meu paciente e sua mãe; a outra, com a equipe de transplantes e com quem também precisava do órgão. Meu paciente morreu, e o transplante foi feito em outra pessoa. Não me lembro de mais nada dessas férias.

A maioria das crianças tem ideias sobre quem gostaria de ser no futuro – astronauta, por exemplo, ou professor, ou bombeiro –, algum papel que dê orgulho, satisfação e importância. Ninguém cresce fantasiando padecer tanto e sentir tanta dor que tentará várias vezes dar fim à vida para acabar com o sofrimento. Seria antinatural, não é?

Também acho antinatural adolescentes e adultos pensarem assim. Sei que não podemos prevenir inteiramente, mas com certeza podemos fazer algo melhor do que aquilo que fazemos hoje.

Outra analogia para o trauma é a chuva – a chuva sem fim. A princípio, parece uma garoa, mas, sem qualquer proteção, acabamos encharcados até os ossos, e a água continua se acumulando em volta até sermos carregados por um rio de sofrimento. Foi o que aconteceu com meu paciente. O pobre rapaz foi puxado por uma torrente de sofrimento da qual não conseguia escapar, um rio de trauma inundando as margens antes mesmo que ele nascesse. Também senti isso. Fiquei mergulhado até o peito naquele dia, mas isso não é nada comparado com o que a mãe dele sofreu.

Não podemos transformar um dilúvio de trauma em seca da noite para o dia. Mas, juntos, podemos ajudar uns aos outros a nos manter secos. Unidos, podemos procurar um lugar mais alto.

REFLEXÃO Pense numa época em que você teve que tomar uma decisão difícil, que afetou de forma profunda a vida de outras pessoas. Como sua escolha afetou você? Que trauma você ainda pode estar carregando desde essa época? O que ajuda a aliviar a dor?

CAPÍTULO 3

A vergonha e seus cúmplices

O trauma não opera sozinho. Seja qual for o tipo, recebe muita ajuda de vários cúmplices, e o principal deles é a vergonha. Penso nela como o capanga número um – o brutamontes que faz o pior trabalho sujo e supervisiona os outros lacaios.

Pense nas quatro vinhetas no fim do capítulo 1. Cada uma envolveu várias emoções difíceis e a sensação de um mundo mudado – elementos do trauma que abrem caminho para a vergonha. De fora, parece óbvio que as pessoas envolvidas (entre as quais me incluo) têm pouco a se envergonhar, mas não é assim para quem vivencia o trauma. A vergonha causará danos indizíveis se não trabalharmos conscientemente para contrabalançá-la.

Quantas vezes ouvi as pessoas se culparem por algo que não podiam prever nem mudar? Quantas vezes fiz isso? Há momentos em que nós, como seres humanos, realmente deveríamos pensar com mais clareza ou planejar melhor, mas em geral nos condenamos por situações além de nosso controle. É mais difícil entender a verdade do que nos recriminar, e é aí que a vergonha gosta de entrar com todos os seus *devia* e *não devia*: "Eu devia saber que era perigoso", "eu devia ter lhe dito mais vezes que a amava antes que ela morresse", "eu não devia ter feito isso", "eu não devia estar me sentindo assim", etc.

Acredito que esses pensamentos baseados na vergonha nascem dos sentimentos de desesperança e desamparo que vêm com o trauma. Queremos nos mudar ou modificar o mundo exterior, mas a vergonha nos direciona erradamente para a autoperseguição, que pouco faz para aumentar nossa competência ou capacidade de tomar decisões saudáveis. Almejamos fazer do mundo um lugar mais seguro para viver, mas temos dificuldade de distinguir a melhor maneira de conseguir. Felizmente, sofrer de trauma e seus cúmplices não significa que sejamos, na verdade, desesperançados ou indefesos. Neste capítulo, quero apresentar alguns *antídotos* para você se ajudar e receber a assistência compassiva dos outros.

VOCÊ MAIS SAUDÁVEL, NÓS MAIS SAUDÁVEIS

O trauma e a vergonha influenciam o que fazemos, ou não, para melhorar nossa vida. Escolhemos procurar um emprego melhor? Sair de um relacionamento abusivo? Parar de fumar? Comer alimentos bons para o corpo? Quando a vergonha entra em campo, a resposta mais provável é a opção menos saudável. Ela dificulta ter fé em nós mesmos ou confiança e amor-próprio que nos lembrem que merecemos uma vida boa. A perseverança e a disciplina já são bastante difíceis sem a vergonha jogando obstáculos adicionais no caminho e exaurindo nossa capacidade de ver o quadro maior.

Para tornar a situação ainda mais complicada, a vergonha que sentimos em consequência do trauma causa efeitos na vida dos outros, principalmente na dos mais próximos de nós. Ela nos desconecta deles, e nossa dor interna geralmente se transforma em raiva e frustração com quem está ao redor, ainda mais quando não nos cuidamos bem. Em alguns casos, não limitamos a punição só a nós e a lançamos sobre todos para nos sentirmos mais fortes e menos vulneráveis. É daí que vem o ditado *abuso gera abuso*. É claro que a maioria que sofre o trauma não reage prejudicando os outros, mas não surpreende que a pessoa sinta raiva e vulnerabilidade intensas e tenha dificuldade de controlar esses sentimentos. É por isso que precisamos fazer o que for possível para assegurar que os que passam por abusos sejam plenamente apoiados e recebidos com compaixão.

> Certa vez, numa viagem aos Andes, observei uma tecelã criar uma tapeçaria vibrante. Ela reunia fios grossos de cores aparentemente infinitas que pareciam brotar umas das outras e depois se perder no todo que ela criava no tear, encontrando-se de novo no surgimento de novos padrões surpreendentes. Somos como aquela tapeçaria – tecidos de mais maneiras do que podemos entender – e diferentes, também. Somos diferentes porque somos tanto a coisa tecida quanto o tecelão, que é responsável pelo que surge do tear. Juntos, somos os artistas que criam o mundo onde vivemos.

Em termos simples, um *eu* mais saudável cria um *nós* mais saudável, e um *nós* mais saudável faz muito para incentivar um *você* mais saudável. Com isso em mente, ofereço os seguintes antídotos para ajudar a nos curar da epidemia de trauma e chutar seus cúmplices para a sarjeta.

CÚMPLICE ***Vergonha***
ANTÍDOTO ***Revelar o diálogo interno***
Preste atenção no modo como fala com você. É surpreendente quantas pessoas se sentem péssimas a respeito de si mesmas sem

saber por quê. Quando faço meus pacientes examinarem seu diálogo interno, em geral eles contam que têm o hábito de repetir frases negativas, como "sou um perdedor" ou "ninguém gosta de mim". Revelar esse tipo de conversa interior pode não mudá-la na mesma hora, mas é um bom primeiro passo.

ANTÍDOTO ***Reatribuir a vergonha***

Sempre que começar a se sentir envergonhado de um evento traumático, pergunte-se se você de fato teve culpa. Pode ser verdade – principalmente em casos que envolvem abuso – que *alguém* deveria ter este sentimento, mas o mais provável é que essa pessoa não seja você. A vergonha sabe nos convencer a aceitar o golpe, mas às vezes é possível redirecionar a atribuição ou, pelo menos, começar não engolindo o que ela nos diz.

CÚMPLICE ***Pouco cuidado consigo mesmo***

ANTÍDOTO ***Esclarecer o que as pessoas merecem***

Escreva o básico que você acha que as pessoas merecem na vida – não você, especificamente, mas qualquer um. Sua lista pode incluir coisas como *três refeições saudáveis por dia*, *um carro confiável* ou *não sentir medo em casa*. Colocar no papel pode ajudar a descobrir o que falta a você e fornecer boas ideias do que fazer para se ajudar.

ANTÍDOTO ***Descrever o que você mudaria***

Se pudesse agitar uma varinha mágica e mudar completamente sua vida, como ela seria? Que coisas você pode fazer para começar a implantar o que gostaria?

CÚMPLICE ***Comportamentos de risco***

ANTÍDOTO ***Examinar a motivação***

Pare e pense por que você se envolve em comportamentos de risco. É para ser ferido ou morto? É para punir alguém que o magoou? É para se punir? É uma distração de algo doloroso?

ANTÍDOTO *Investigar o impulso*

Considere que talvez você esteja tentando provar algo correndo riscos. Seja qual for o comportamento, investigue se ele envolve ou não mostrar algo a si ou a alguém, mesmo que seja uma pessoa que não esteja mais em sua vida.

CÚMPLICE *Sono ruim*

ANTÍDOTO *Relaxar o corpo e a mente*

O relaxamento muscular começa nos pés e sobe pelo corpo até o topo da cabeça. Envolve contrair cada músculo e depois relaxá-lo, trabalhando o corpo de baixo para cima de forma progressiva. Essa técnica libera o estresse corporal, onde quer que esteja a tensão, e também pode revelar contrações das quais você talvez não tenha consciência (o que torna aprender a relaxar ainda mais importante).

ANTÍDOTO *Visualização*

Para esse antídoto, recomendo usar imagens que incorporem todos os cinco sentidos. Por essa razão, a praia é uma escolha popular. Visualizar a água, ouvir as ondas, sentir a areia, o cheiro e o gosto da maresia, tudo ao mesmo tempo, envolve todos os sentidos e pode guiar sua mente a um estado mais calmo e favorável ao sono.

CÚMPLICE *Declínio do humor*

ANTÍDOTO *Ativar o corpo e a mente*

Continue a usar ativamente seu corpo e seu cérebro ou aumente o nível de atividade, se possível. Exercitar-se, praticar habilidades motoras finas, ler e resolver enigmas (palavras cruzadas, Sudoku, etc.) são ótimas maneiras de melhorar seu estado de espírito.

ANTÍDOTO *Explorar seus fatores de estresse*
Em geral, é útil fazer uma lista do que está acontecendo agora em sua vida, assim como do que causa estresse a você. Em geral, essa segunda lista dará as ideias de que você precisa para encontrar novas rotas de mudanças positivas.

CÚMPLICE *Ansiedade*
ANTÍDOTO *Limitar os meios de comunicação*
Uma causa comum do aumento da ansiedade é a *overdose de notícias*. Com muita frequência, o noticiário parece uma sequência de histórias de horror, muitas delas próximas demais. Limitar a ingestão de notícias estabelecendo limites de horário ou evitando determinados tópicos, por exemplo, pode reduzir sua tensão e ansiedade basais a um nível mais controlável.

ANTÍDOTO *Identificar os gatilhos*
Lembre-se de quando sua ansiedade começou a parecer maior do que você aguenta. O que estava acontecendo em sua vida na época? Às vezes, um evento aparentemente menor pode ter um grande impacto, e é comum que algo que não parece muito significativo seja exatamente o que faz você lembrar de algo traumático do passado. Por exemplo, uma pequena colisão no tráfego, da qual você saiu perfeitamente bem, pode trazer à lembrança um acidente grave, que talvez fique girando sob a superfície da consciência, provocando uma enxurrada de ansiedade.

CÚMPLICE *Imunidade prejudicada*
ANTÍDOTO *Cuidar do corpo e da mente*
Nosso sistema imunológico exige de nós uma alimentação saudável, mexer o corpo e dormir o suficiente. Até pequenas melhoras da alimentação, do regime de exercícios e dos hábitos de sono aumentarão sua imunidade.

CÚMPLICE *Pesadelos e flashbacks*
ANTÍDOTO *Procurar auxílio*

Quando sofrer com qualquer um dos cúmplices do trauma, é bom você pedir ajuda à família, aos amigos e a profissionais. Alguns antídotos são mais eficazes do que outros. Quando se trata dos pesadelos e flashbacks que acompanham alguns tipos de trauma, não recomendo tentar sozinho. Os bons psicoterapeutas valem seu peso em ouro, e psiquiatras como eu podem recomendar opções médicas seguras que ajudam a reduzir o sofrimento com imagens e lembranças que podem nos assombrar nas horas de vigília ou durante o sono.

PRECISO APRENDER COM ELE

Quando estava aprendendo a ser psiquiatra, fui afortunado e tive vários médicos supervisores extraordinários. Eles foram uma mão na roda quando recebi os pacientes complicados que me ajudaram a conhecer meu ofício – a hora de pedir uma ressonância magnética, por exemplo, ou como usar melhor determinados medicamentos e outras técnicas terapêuticas.

Tratei um rapaz que estava com dificuldade para parar de beber. Na época, ele usava o álcool de um modo que deixava sua vida em risco, embora tivesse conseguido agir com moderação por muito tempo antes de chegar a esse ponto. O fato era que ele odiava beber, isto é, fora da cervejinha ocasional com os amigos depois do treino de beisebol. Esse homem adorava beisebol.

Ele emigrou para os Estados Unidos quando criança, morou com o tio e a tia e teve dificuldade de se encaixar. Os parentes fizeram o possível para ajudá-lo, mas ele era tímido e esquisito. Era mais próximo da tia, que sorria com orgulho de qualquer realização dele. Ela só falava a língua do país que deixara 25 anos antes, e meu paciente usava sua habilidade no inglês para ajudá-la a se orientar na vida nos Estados Unidos.

Tudo mudou na adolescência, quando ele descobriu o beisebol. Nunca experimentara o esporte, até que o professor de educação física obrigou todos a aprender e a jogar em diversas posições. Sem confiança nem aptidão física para o esporte, meu paciente previu que se sentiria ainda mais esquisito e rejeitado, mas se surpreendeu ao descobrir que era ótimo naquilo. E não era só veloz em campo; também era habilidoso no planejamento e na estratégia do jogo, e isso permitiu que se tornasse um líder no esporte.

Em consequência, conquistou o respeito que tanto desejara dos colegas e a atenção das meninas, que nunca o tinham notado, e todas essas recompensas tornaram o beisebol ainda mais divertido. Ele era cheio de energia e estimulante nos treinos, o que animava o time e o levou a ganhar mais jogos. A tia e os outros admiradores assistiam aos treinos e partidas nas arquibancadas, e ele também os deixava cheios de energia e estímulo.

Sua autoconfiança, vida social e carreira iam bem, e ele se sentia à vontade com seu lugar no mundo. Tudo mudou de repente, quando contraiu uma doença que ameaçou sua vida. Se isso já não bastasse, o problema de saúde prejudicou a coordenação física, e ele não conseguiu mais jogar. O rapaz ficou arrasado. Sentia que o esporte lhe dera tudo que precisava. O que ele não via era que o beisebol foi só um veículo que lhe permitiu mostrar tudo o que tinha dentro de si. Ele não via que toda aquela liderança, inteligência, empolgação bem-humorada e humor eram dele.

Passou a beber para se punir por ser um fracasso. Considerava a doença culpa sua, e usava o álcool para apressar o fim da vida. Eu me sentia incapaz de ajudá-lo, mas tinha um supervisor especialmente inteligente, que via soluções que ninguém mais enxergava e me deu uma ideia que fez toda a diferença. Ele disse apenas: "Deixe que ele lhe ensine alguma coisa."

Eu me lembro de ficar sentado no consultório no fim daquela tarde, pensando no quadro maior que eu deixara de ver. Meu paciente se sentia envergonhado, inadequado. E lá estava eu – aos olhos dele, vigoroso e saudável – tentando ajudá-lo, mas o fato de ter que me consultar o deixava pior a respeito de si mesmo. Assim, resolvi aprender alguma coisa com ele – algo que ele se orgulhasse de me ensinar.

Várias semanas depois, ele tinha me ensinado algumas palavras da língua que falava com a tia. Consegui pronunciá-las bem e até construir algumas frases curtas. Não foi fácil, mas seu entusiasmo e incentivo, sua capacidade de entender onde eu enfrentava dificuldade e sua habilidade de me dar as indicações certas aqui e ali, ajudaram muito. Eu me beneficiei tanto de sua paciência e senso de humor quanto de como ele se sentia bem quando eu acertava alguma coisa.

A tia se uniu a nós para uma sessão umas oito semanas mais tarde. Consegui cumprimentá-la em sua própria língua, e meu paciente sorriu de orgulho, mesmo com minhas dificuldades. Com certo tato, ele me ajudou a avançar, e nos sentimos dois rapazes nos exibindo para uma idosa que se orgulhava de nós dois, mas especialmente do sobrinho, que ensinara ao médico algo importante. Depois disso, finalmente fomos capazes de reduzir a bebida.

Tive que aprender com ele e permitir que ele me ajudasse. No processo, ele foi capaz de me deixar ajudá-lo.

Cada um de nós traz em si um grande potencial. Merecemos a oportunidade de explorar nossos interesses, aprender sobre o mundo à nossa volta e perceber do que somos capazes. Ao mesmo tempo, todos somos suscetíveis à vergonha, ao desânimo, a nos punir quando merecemos compaixão, a desistir. Todos precisamos de ajuda às vezes, e há ocasiões em que qualquer um de nós precisa desesperadamente. A ótima notícia é que a real conexão humana é a ferramenta de auxílio mais poderosa à nossa disposição, e podemos afiá-la e lhe dar um uso maravilhoso.

REFLEXÃO Primeiro, pense numa ocasião em que desistiu de fazer algo que amava por vergonha ou autojulgamento. Como foi perder essa atividade em sua vida? Depois, pense numa vez em que o poder da conexão o fez se lembrar de algumas de suas melhores qualidades. Quem o ajudou a lembrar? Como essa pessoa fez isso?

A VERGONHA FUNCIONA MELHOR NO ESCURO

Vou tratar melhor disso no capítulo 11, mas por enquanto só direi que a vergonha é um *afeto* e que não temos opção senão vivenciá-lo. Se alguém pulasse à sua frente e o jogasse no chão, provavelmente você ficaria com medo, com raiva ou com ambos – mas vivenciaria esses afetos automaticamente, antes mesmo de perceber. Sua mente inconsciente e seu corpo sabem o que está acontecendo antes de você e reagem muito mais depressa do que seria possível escolher. Primeiro a reação, depois a reflexão.

Os afetos são poderosos. Eles nos controlam abrindo caminho a cotoveladas e empurrando nossa capacidade de pensar e escolher. Do ponto de vista da evolução e da sobrevivência, devem nos proteger, mas também podem trabalhar contra nós de forma espantosa, e a vergonha funciona desse jeito. Ela tem a tendência de reconfigurar nossa mente e nossas crenças sobre nós e o mundo e de fazer isso de maneira escondida e sigilosa.

No capítulo 1, falei que a causa oficial da morte – a história da superfície – em geral é diferente do motivo real, o trauma. Às vezes, ele é a única razão para haver um atestado de óbito. Nesses casos a vergonha e seus cúmplices estão sempre presentes. Quando as pessoas morrem prematuramente, na maioria das vezes, o *como* do falecimento tem bem menos a nos ensinar do que o *porquê*. O trauma é o que está por trás com muito mais frequência do que reconhecemos, e quase sempre acompanhado pela vergonha.

AS LIÇÕES SECRETAS DO TRAUMA

A crianças aprendem constantemente. Se forem bastante fortes, as lições ficam gravadas em nosso ser e criam a lente pela qual interpretamos o mundo. Isso também acontece quando somos maiores, mas, em geral, quanto mais novos, mais profunda a inscrição. Aprendemos com o que nos ensinam, com o que observamos e com o que vivenciamos. Eis alguns exemplos de como isso se desenrola quando se trata do trauma.

- Um menino pequeno corre para contar ao pai que se orgulha de alguma coisa. Às vezes, o pai sorri e diz: "Esse é meu filho!" em resposta à boa nota ou ao gol marcado, mas de vez em quando o rechaça ou até lhe dá um tapa. A criança tenta descobrir, várias vezes, como obter a reação boa e não a dolorosa, mas o que ele não sabe é que o pai é alcoólatra. O garoto aprende que não pode controlar como o pai o trata – que não é bastante bom para merecer constantemente uma atitude boa e que deve ser mau o tempo todo, mesmo sem saber.

- Uma menina pequena é amada e incentivada em casa, onde recebe tudo o que poderia querer. Mas, com o tempo, aprende que essas coisas não são tão boas assim no mundo exterior: sua pele tem uma cor diferente da de outras crianças da escola, onde dizem que ela come coisas esquisitas e usa roupas estranhas. Pior ainda, ninguém quer brincar com ela, cochicham a seu respeito e riem dela às claras. A menina tenta ser boa e se encaixar, mas nada muda. Assim, entende que todas as coisas boas que conhece são ruins e que ela também deve ser má. Afinal de contas, é o que todo mundo pensa dela.

Nesses exemplos, as crianças carregam o fardo de acreditar que são más de algum modo, o que resulta numa visão distorcida de si mesmas e do mundo que exclui oportunidades e amortece a vibração da vida. É uma lente que foi inteiramente distorcida pela vergonha.

- Um adolescente não tem muito em casa, e os pais vivem com raiva de serem pobres. Dizem que pessoas que nasceram em outro país, que não deveriam estar ali e que acreditam em coisas que vão contra os ensinamentos de Deus ficam com todos os bons empregos. Os pais merecem mais, dizem, e, se tivessem condições, comprariam os tênis, a bicicleta e o celular que o jovem quer. O menino é maior do que os outros garotos da escola, e é gostoso empurrá-los e bater neles, ainda mais se forem das famílias que não deveriam estar ali. Ele aprende que ele e sua família são bons, mas que o mundo não é justo, e, por isso, não tem as coisas que merece. Isso faz com que seja prazeroso sair empurrando os outros, principalmente os maus.

Garotos que crescem ouvindo que são melhores do que os outros desenvolvem uma lente que não deixa passar o sofrimento alheio. E, se forem informados de que as coisas que merecem lhe são negadas porque são perseguidos, essa maneira de enxergar o mundo sempre será tingida de raiva. E também de vergonha, que surge porque terão mais probabilidade de se meter em encrencas, ter mau desempenho na escola e, portanto, ser identificados como maus e problemáticos. E a crença de que são vítimas pode levar a importunar os outros, o que causa mais vergonha e então aumenta a sensação de ser perseguido.

- Uma adolescente se esforça muito e consegue notas altas na escola. Ela pratica esportes e faz trabalho voluntário na comunidade. Sua família e seus amigos sempre a apoiaram e a recompensaram com elogios por essas realizações, mas ultimamente seu corpo começou a mudar. Agora, parece que todos os garotos da escola só se preocupam com isso. As meninas com quem ela costumava ficar a evitam ou riem dela. Alguns meninos dizem coisas que ela não entende e às vezes eles a seguram em lugares que não deveriam ser tocados, e ninguém faz nada para impedir. A menina aprende que notas, esportes e trabalho voluntário não são tão importantes assim, afinal de contas; ou entende que não se pode confiar nas pessoas que imaginávamos ser amigas; ou pensa que ninguém a protegerá quando fizerem coisas de que ela não gosta; ou percebe que seu corpo é mau e que ela mesma é má.

Os jovens que carregam o fardo de serem avaliados por coisas não ligadas a quem são ou ao que valorizam podem passar a ver o mundo com confusão e desapontamento. Isso torna muito mais difícil para eles avaliar e apreciar com exatidão sua identidade e suas qualidades, e gera muito mais vergonha e desespero.

- Um adolescente se esforça muito, tira boas notas, etc. Mas há um novo técnico de seu esporte favorito que o toca em lugares íntimos e diz ao menino que vai tirá-lo do time se ele não mantiver tudo em segredo. Quando o homem age desse jeito, ele tem sentimentos e pensamentos confusos e assustadores. Tenta contentar o técnico de outras maneiras – treinando mais e fazendo mais pontos –, mas os toques não param. O menino aprende que o esforço que dedica às coisas não importa e que ele é mau por ser tão perturbado e apavorado. Ele acredita quando o técnico diz que ele é ingrato por não apreciar toda a atenção que recebe dele.

Os jovens traumatizados pelo abuso de um adulto de confiança também podem passar a ver o mundo com confusão e desapontamento. Assédios como esse garantem que a lente pela qual enxergam tudo ao redor transmita informações distorcidas. Também envia imagens assustadoras e irreais do eu – ilusões construídas com base na vergonha e no desespero.

- Uma mulher trabalhou e estudou muito para conseguir o emprego dos sonhos assim que saiu da faculdade. Ela se dedica ao trabalho e sacrifica tempo e sono para ter excelentes resultados. Sai com os colegas depois da primeira avaliação anual e descobre que vários homens com resultado inferior ao dela receberam aumentos maiores. Ela conversa com algumas mulheres que estão na empresa há mais tempo e lhe dizem que é assim mesmo e que, se quiser subir na empresa, é melhor não reclamar. Ela aprende que o esforço não traz resultado, afinal de contas. Ela para de se dedicar tanto, gosta menos do trabalho e sua carreira é abalada, juntamente com sua ambição.

A pessoa humilhada e desvalorizada dessa maneira, principalmente se for informada de que não há como obter justiça, pode passar a ver o mundo por uma lente rachada pela desilusão e pelo desânimo, que filtra a luz da qual a pessoa poderia receber estímulo e incentivo. Não surpreende que isso promova vergonha também, porque ensina que, desde o começo, ela foi ingênua, boba ao pensar que valia mais.

- Um homem é empregado numa fábrica onde o pai e o avô também trabalharam e chega ao cargo de encarregado. As vendas diminuíram nos últimos anos, e ele descobre o que temia, mas esperava que nunca acontecesse: o negócio vai fechar. Ele precisa continuar sustentando a família e tem três opções, nenhuma delas boa. Pode se mudar de cidade e procurar emprego lá, aceitar um cargo de nível mais baixo em outra fábrica mais distante de casa ou fazer um programa de reciclagem numa escola local. Ele percebe que o tempo do pai e do avô acabou e que o mundo não tem muita necessidade das habilidades que ele pode oferecer.

Quem carrega o fardo de ser desdenhado e desvalorizado e, ao mesmo tempo, se sente indefeso, pode passar a ver o mundo por uma lente que dispersa a luz e refrata a vitalidade da vida. Uma forma de enxergar que leva tudo de valor parecer distante demais e promove a vergonha por fazer a pessoa sentir que não vale nada.

Quanto pior o trauma, pior a cascata
de danos que vem a seguir.

Em cada exemplo citado, há uma lição secreta que gera uma série de sentimentos extremamente negativos. Quando vivenciamos traumas assim, nossa opinião sobre quem somos e como é o mundo muda de maneira assustadora, envolta em mistério. Em geral, esses aprendizados acontecem na solidão, sem serem discutidos com os outros nem levados à luz da avaliação, e assim os guardamos bem fundo dentro de nós. Para tentar nos proteger, enterramos essas coisas longe do mundo, que é o mais prejudicial que podemos fazer conosco. Assim, sem querer, plantamos e regamos as sementes tóxicas que, para começar, nunca quisemos.

A vergonha nos diz que nunca deveríamos deixar essas sementes verem a luz do dia, mas nos convence de que não podemos descartá-las porque, se tentarmos, os outros vão se dar conta de como somos terríveis, e seremos humilhados e expostos. É assim que a vergonha nos engana para plantarmos o início das falsas lições. Ela também nos ludibria para deixarmos entrar sua horda de cúmplices destrutivos, que, juntos, garantem que alimentemos uma colheita tóxica de mais embaraço ainda.

O trauma e a vergonha causada por suas lições secretas ferem todos nós – sem escapar ninguém. Na melhor das hipóteses, reduzem oportunidades e felicidade. Na pior, são um incêndio florestal que devasta nossa vida. Regra geral: quanto pior o trauma, pior a cascata de danos que vem a seguir.

Embora a vergonha seja o afeto negativo primário que encontro com mais frequência nos pacientes, a raiva, a confusão e a frustração também têm destaque. É típico que as pessoas direcionem toda essa dor para dentro, o que dá origem a muitas questões que nos importunam – beber demais, usar drogas, ignorar problemas de saúde, manter relacionamentos prejudiciais, comer mal, deixar de dormir... A lista é infindável. Então, há os problemas que vêm de virar a dor para fora: agressão a crianças, estupros, crimes de ódio, surras diante de escolas e bares, fúria nas estradas, acidentes por imprudência ao volante. Mais uma vez, a lista é extensa demais.

A EXPERIÊNCIA DE MINHA FAMÍLIA COM A VERGONHA

Depois que meu irmão se suicidou, minha família enfrentou três desafios. Os dois primeiros eram ligados ao luto, o último à culpa e à vergonha. Sentimos pesar pelo que meu irmão perdeu – todos os marcos e experiências de vida que nunca teria –, mas também por nós. Tínhamos saudades dele e continuaríamos sentindo a sua falta. O luto dói assim, e é natural.

Os desafios da culpa e da vergonha podem ser comuns, mas não são naturais. O trauma nos incentiva a nos esmiuçar, procurando o que poderíamos ter visto ou feito de forma diferente, e nos pune com palavras duras e cruéis por dentro. Minha família não foi exceção. Meu pai sempre foi mais extrovertido do que minha mãe, e não surpreende que conseguisse permanecer mais engajado no mundo depois de receber o apoio que precisava após a morte de Jonathan. No entanto, minha mãe ficou mais isolada, fechada e deprimida. Acho que isso teve tudo a ver com a culpa e a vergonha injustificadas que ela sentia por Jonathan; também desconfio que isso abriu caminho para o câncer que tirou a vida dela.

Meu outro irmão e eu continuamos a lutar e a levar nossa vida. Não posso falar por ele, mas parte de meu ímpeto era reativo, pois vinha de um lugar de vergonha e inadequação. Por fora, eu ia bem, mas minhas realizações não mascaravam meu péssimo autocuidado; por dentro, eu era, em geral, uma bagunça - eu me insultava diante de cada erro, cada falha e tomava decisões que asseguravam que eu continuasse a me sentir mal a meu respeito. Sei em primeira mão que o trauma é hábil para nos voltar contra nós, e a vergonha é uma de suas armas mais eficazes.

Hoje estou num lugar muito melhor, mas foi preciso muita vigilância e trabalho duro. Também exigiu muita habilidade e compaixão por parte dos outros.

CAPÍTULO 4

Uma conversa com Stephanie zu Guttenberg

Várias lições secretas discutidas no capítulo 3 envolvem crianças. Muitos livros excelentes foram escritos sobre o impacto do trauma sobre elas, e esse tema merece toda a atenção. Quero oferecer aqui algo um pouco diferente sobre o assunto, com base no conhecimento de minha amiga Stephanie zu Guttenberg.

Stephanie é uma defensora dedicada das crianças e conhecida por combater o abuso sexual infantil nos Estados Unidos, em seu país natal (Alemanha) e no mundo inteiro. Especificamente, ela tem extenso conhecimento dos riscos da era digital e é incansável no esforço de reduzir essas ameaças. Trabalhou algum tempo como presidente da seção alemã da Innocence in Danger, organização não governamental dedicada aos direitos das crianças na internet e a restringir a disseminação da pornografia infantil. Pedi a Stephanie que conversasse comigo sobre o efeito do trauma, do racismo e do bullying e do isolamento na pandemia.

Stephanie, você escreveu um livro sobre trauma na infância, área em que meu conhecimento não é necessariamente direto. A maior parte de meu trabalho é com adultos, e sabemos que

o trauma infantil abre caminho para a angústia anos depois, mas não sou especialista no tema.

Em seu trabalho com adultos, você constatou que, fora alguns eventos traumáticos, os pacientes com os piores problemas tiveram traumas graves na infância?

É claro. Mas não é só psicológico, como se, de certo modo, isso não fosse suficiente. Também vejo que o trauma aparece no funcionamento do sistema endócrino e no que é geneticamente expresso. As pessoas são alteradas nesse nível, e isso é algo que não vejo ser abordado de forma ampla. E há a questão do trauma geracional – crianças afetadas antes mesmo de nascer pelo que foi sofrido por pais ou avós.

Isso aparece com destaque quando se trata da guerra. Por exemplo, todas as pessoas da geração de meus avós na Alemanha, que passaram pela Segunda Guerra Mundial, sofreram terrivelmente, fosse em campos de concentração, pela tortura ou por ter que passar por todas aquelas coisas horríveis só para sobreviver. E nunca se falava disso. Mas deu para ver todo esse trauma aparecer nas gerações seguintes – em termos neurológicos, genéticos e outros. Na época, as pessoas não tinham consciência desse tipo de consequência, da mudança da química do cérebro, do modo como determinadas características genéticas se expressam, mas essas questões relacionais aparecem mais adiante. Parte disso são as crianças criadas por sobreviventes traumatizados.

O que também vemos como resultado do abuso de crianças.

Isso mesmo. Não quero diminuir o impacto de outros traumas sobre as pessoas, mas acho que o abuso sexual de crianças provavelmente é uma das coisas mais violentas que podem acontecer a um ser humano.

Ainda assim, há a ideia comum de que o trauma é algo discreto ou limitado à época em que ocorreu e que fica contido no passado, mas, quando se trata de crianças, não é bem assim. Ele afeta tudo na vida dali em diante. As pessoas são alteradas em termos biológicos, de expressão genética, de hormônios, de substâncias químicas, de neurotransmissão, e isso é para sempre. Minha esperança é que a noção popular de trauma alcance a pesquisa científica.

Principalmente quando se trata de abuso sexual, as pessoas tendem a desdenhar os efeitos duradouros. Por exemplo, com a pornografia infantil, dizem: "Qual é o problema? É só uma foto" ou "É só um filme", como se fosse algo estático que aconteceu em algum ponto do passado, mas agora já acabou. Isso também aparece quando questionam as vítimas por demorarem tanto para falar do que aconteceu. Elas não entendem o que esse tipo de abuso provoca, não compreendem que o trauma é tão grave e a dor tão violenta que elas não conseguem recordar os fatos do jeito mais comum, porque o cérebro e o estado mental fizeram hora extra para protegê-las da dor. Felizmente, descobri que as pessoas estão se tornando mais receptivas aos dados mais recentes da epigenética, por exemplo. É só que ainda não fomos informados sobre como os efeitos do trauma são duráveis e disseminados, principalmente quando se trata de crianças.

Acho que a vergonha tem um grande papel aí também. Todos os tipos de trauma tendem a ser acompanhados por ela, e muita coisa é internalizada e legitimada por causa disso. E as pessoas não falam de como é terrível sua experiência do mundo por causa de toda essa vergonha.

Os criminosos também usam isso. E também é o que acontece quando culpamos as vítimas. As crianças são mandadas de volta a situações abusivas porque os pais ou cuidadores não estão prestando atenção, e aí o criminoso diz: "Você deve gostar, já que voltou." Assim, além de tudo, dizem às crianças que a culpa é delas.

E estão ensinando que elas é que são responsáveis por sofrer o abuso. Assim, a vergonha só se acumula cada vez mais. Não admira que as pessoas não queiram contar que sofreram abuso ou que não busquem ajuda. E as crianças ainda não têm capacidade de ver como isso é um caos.

Mais uma vez, é assim que os criminosos gostam de trabalhar.

Se não olharmos as mudanças biológicas criadas pelo abuso sexual, ele também é a preparação perfeita para problemas como depressão, ansiedade e uso de drogas. Pense em todas as questões subsequentes provocadas por ele, e a situação toda é quase perfeitamente criada para fazer essa pessoa trancar tudo dentro de si.

E é comum que os piores casos sejam aqueles de que nunca ouvimos falar.

Porque quanto mais grave o trauma, mais vergonha existe para fazer as pessoas esconderem. Em geral, é o contrário do que acontece com as doenças: quanto pior a urticária ou a dor, mais provável fica que as pessoas procurem ajuda.

Na Alemanha, estima-se que só um em cada quinze a vinte casos de abuso sexual seja denunciado. Portanto, imagine como o verdadeiro número é alto. E há essa outra ideia de que a maior parte disso acontece com crianças em situação de baixa renda, mas não é verdade. Alguns dos piores casos de abuso que conheço envolvem muita riqueza, porque é preciso muito dinheiro e contatos para manter as coisas em segredo e traficar crianças. Como uma criança escaparia de uma situação dessas? Mesmo nas situações mais típicas, a criança precisa denunciar o abuso sexual em média oito vezes antes que lhe deem crédito.

Oito vezes?

Isso mesmo. Imagine só. A criança tem que pedir ajuda cerca de oito vezes, porque nossa sociedade tende a não acreditar que o abuso sexual seja real. Os criminosos se aproveitam disso, e é por essa razão que muitos arranjam emprego com acesso confiável a crianças - padres e técnicos esportivos, por exemplo. E quem quer acreditar que elas sofrem abuso de padres e técnicos? Ou dos líderes dos acampamentos de jovens? Nesses papéis, os criminosos também não saem abusando logo de início. Eles constroem um relacionamento com as vítimas e seus pais, para que os cuidadores nunca desconfiem que eles estão prejudicando seus filhos. Sem falar que tendemos muito mais a acreditar em adultos do que em crianças, muito embora elas não sejam boas mentirosas. É preciso aprender a mentir com o tempo.

Não consigo superar essa ideia de que é preciso pedir ajuda oito vezes. Quem faz isso, na verdade? Quer dizer, a maioria desiste de pedir ajuda depois de duas ou três vezes, no máximo. Há pouquíssimas coisas que me fariam pedir ajuda oito vezes, principalmente algo com tanto estigma. Sem dúvida isso explica por que só um em cada quinze ou vinte casos venha à luz. Temos todo um sistema social drasticamente predisposto a não saber a verdade.

Acho que hoje em dia há um pouco mais de consciência por causa dos casos retratados na mídia, mas ainda se varre sujeira demais para debaixo do tapete. Veja o que acontece com as escolas e instituições religiosas. Em geral, as pessoas que administram esses locais estão muito mais preocupadas com o escândalo e o prejuízo que provocaria do que em defender as crianças. Assim, mesmo quando se revela que houve abuso, em geral muito tempo se passou. Quanto mais cedo interferimos para ajudar, melhor a probabilidade de curar a criança.

Aí temos o trauma original e os subsequentes também, como não receber crédito ou o de ser mandado de volta à situação de abuso para que aconteça outra vez. As crianças recebem a mensagem de que não estão a salvo em lugar nenhum - com certeza não com o abusador, mas nem sequer com os adultos que deveriam cuidar delas, de olho nos sinais e na escuta do que dizem. Isso é empilhar mais uma camada de trauma, a negligência. Não admira que tantas crianças cresçam ansiosas, deprimidas ou sem autoconfiança. Ou procurando drogas para aliviar a dor. É para isso que as estamos preparando. Quando se olha como a sociedade pensa no trauma e no abuso, isso é inteiramente previsível. Podemos fazer muito mais para identificar o abuso, minimizar sua ocorrência e gravidade e ajudar as crianças quando acontecer.

É claro. E podemos aplicar isso a outros problemas que as crianças estão enfrentando. O bullying, por exemplo, na internet ou não. E todos os traumas que as refugiadas, milhares e milhares fugindo do lar, enfrentam. O que acontece com elas? Mesmo que cheguem a uma zona segura, quem as ajuda a processar os horrores que vivenciaram? Há um ditado que diz que só os fortes sobrevivem, mas nunca perguntamos quanto custou a eles sobreviver.

E o que acontece se não forem tão fortes? Só as esquecemos porque não vão conseguir? Isso é abominável.

Como se sobreviver fosse a única meta importante. Isso nem leva em conta o custo pessoal, sem falar o estresse para as famílias, as comunidades, nosso sistema de assistência médica. Mesmo na melhor situação, refugiados como os que conseguem chegar à

Alemanha – finalmente alcançando um lugar que ofereça estabilidade básica e uma pausa do medo constante – estão profundamente traumatizados. Aonde vai tudo isso? Com o mundo no estado em que está, qual é a probabilidade de que essas crianças recebam o apoio psicológico ou psiquiátrico de que precisam?

O que se oferece é claramente insignificante comparado com o problema. E somos todos atingidos pelas consequências, não importa qual seja o problema maior – a pandemia, os incêndios florestais nos Estados Unidos, os refugiados da violência e instabilidade política na Síria. Nenhum de nós está isento. Não há nenhuma classe de pessoas acima disso, mas há essa ideia de que podemos nos proteger e dizer que é problema dos outros. Só que dar as costas à verdade gritante diante de nós apenas cria mais trauma.

Em termos globais, subestimamos cronicamente a importância da saúde mental, ainda mais em crianças. Acho que os Estados Unidos estão um pouco mais à frente da Alemanha nesse aspecto, porque pelo menos a maioria das crianças tem acesso a um psicólogo na escola, mas não está nem perto do que deveria ser. Precisaríamos pelo menos nos preocupar com a saúde mental tanto quanto nos preocupamos com matemática, física, química e línguas. Nossa inteligência emocional está ficando para trás, e não podemos esperar que as crianças aprendam se não ensinamos.

Em vez disso, estamos ensinando – e aqui falo da política americana – que o sucesso anda de mãos dadas com humilhar e insultar os outros.

Que o bullying é legal.

Isso. Em vez de conduzir as crianças para uma maior inteligência emocional. Mas podemos ensinar, desde bem cedo, não

só que o bullying está errado mas também que existe um quadro maior. O que está acontecendo na vida daquela criança, por exemplo? Por que ela faz bullying, para começar? É um modo de saber mais sobre a vergonha, os sentimentos de inadequação e tudo isso que acontece dentro de todos nós. Como é quando estouramos e tratamos mal os outros? Como é quando não agimos assim? Não estamos dando às crianças oportunidades suficientes de aprender o que é construtivo e o que não é, sem falar do que promove bem-estar e autoconfiança. E o que as crianças vão pensar se as pessoas eleitas para serem modelos e líderes de nosso país agem de forma tão horrível em público?

Trabalho bastante com crianças na educação digital, principalmente sobre humilhação e bullying na internet. Fizemos esses experimentos em que os jovens sabem que estão sendo monitorados, em que alguns são designados como agressores, outros são observadores, e outros ainda são escolhidos para sofrer o bullying. E a dinâmica que aparece é chocante. O bullying presencial é uma coisa, porque você está frente a frente, mas nesses experimentos on-line a situação logo foge do controle. Os agressores designados vão com tudo e mandam todas aquelas mensagens cruéis e chocantes. Depois, juntamos todas as crianças e conversamos a respeito, e é incrivelmente informativo. Elas contam que ficaram muito sem graça ao assistir tudo aquilo acontecer e que se sentiram péssimas ao receber e enviar as agressões. Isso as ajuda a entender a cidadania digital de um jeito todo novo, e de fato faz efeito sobre o modo como se comunicam virtualmente. É um ótimo exemplo do que pode acontecer quando se aplicam recursos para instruir as crianças sobre essas questões maiores. Nesse caso, elas aprendem a identificar o bullying, ficam mais motivadas a fazer algo a respeito quando veem e são muito mais atentas às mensagens que enviam. Confesso que foi difícil me envolver nesse experimento, e eu não gostaria de repeti-lo.

Entendo. Mas sem dúvida há valor em lançar luz sobre uma forma de horror que, geralmente, acontece nas sombras.

Todo mundo se sentiu péssimo com aquilo. As crianças que fizeram o bullying ficaram muito confusas. Foi como se não soubessem o que estava acontecendo e fossem arrastadas por essa onda de agressividade. Elas se sentiram péssimas depois.

Quero continuar com seu trabalho sobre cidadania digital. Pode falar mais sobre isso? Também gostaria de saber o que você pensa de questões mais sistêmicas, como o racismo, e como ele acontece on-line.

Claro. Bom, a maioria tem consciência de que a tecnologia está se desenvolvendo com incrível rapidez e que mudou o mundo de forma bastante drástica nas últimas décadas. Em algum momento futuro, não seremos capazes sequer de usar a máquina de lavar sem o celular, que vai ficar bem diferente do que é hoje. É claro que há um aspecto empolgante nisso, porque nova tecnologia traz mais possibilidades, e opções inauditas começam a surgir. No entanto, quando se trata da internet, das reuniões virtuais durante a pandemia e a predominância geral das mídias sociais em nossa vida, estamos meio que perdendo o contato com as regras e diretrizes que dominam nossas interações presenciais no mundo real. Em termos ideais, não deveria haver muita diferença entre o modo como lido com as pessoas on-line ou nas ruas. A maioria jamais pensaria em insultar alguém, pelo menos não em voz alta, ou criticar os outros abertamente pela cor de pele, cultura, religião ou sei lá o quê. Mas o mundo virtual está se mostrando muito diferente.

Há essa ideia de que não é o mundo real. Que, sabe-se lá como, tem um conjunto de regras novo e mais permissivo. E gente demais está achando correto adotar um comportamento ina-

dequado ou claramente vergonhoso. Mas por que as normas seriam diferentes?

Há uma enorme diferença quando estamos sentados um na frente do outro e quando nos comunicamos por meio de alguma ferramenta digital que faz parecer que a distância entre nós é grande. É como se não interagíssemos mais com as pessoas, só fitássemos telas. E as crianças estão crescendo cada vez mais assim, o que torna fundamental acharmos maneiras de incutir nelas as regras básicas de comportamento. Por isso a educação digital é tão importante.

Ainda mais agora, quando mais coisas acontecem de forma virtual do que presencial. Mas ainda somos pessoas e precisamos ter clareza dos valores da vida real em que investimos – civilidade, por exemplo, ou bondade e compaixão. Se esses são realmente os nossos valores, precisamos reforçá-los no mundo digital também.

A tecnologia virtual é uma ferramenta e, como outras que inventamos, temos que aprender a usá-la direito. A motosserra tem usos benéficos, mas também catastróficos. O que fazemos on-line ainda é real; só estamos usando meios diferentes.

No mundo virtual surgem essas noções sociais que temos dificuldade de admitir. Por exemplo, a ideia de que algumas pessoas são mais importantes do que outras, e por isso eu queria pedir que falasse sobre cidadania digital e racismo.

É um tópico complexo, porque o racismo é diferente, dependendo de onde você estiver no mundo. O racismo contra negros é diferente nos Estados Unidos e na Alemanha, onde tivemos nosso próprio tipo de racismo, e o preconceito contra o Islã é muito diferente no Ocidente e no resto do mundo. Mas as pessoas que se sentem péssimas consigo mesmas às vezes usam isso tentando fazer com que os outros se sintam mal, e os transformam em bodes expiatórios para o que acham que vai mal em suas vidas. Em toda a história, os líderes se aproveitaram disso – Hitler, inclusive. Eles reconhecem o sofrimento que está acontecendo e convencem o povo a olhar para fora atrás da causa. E, quando as crianças crescem em famílias que lhes dizem que os outros – principalmente os que têm uma cor de pele diferente – são o problema, fica difícil corrigir. É muito mais fácil apontar para alguém do que apontar para si mesmo. Tipicamente, não gostamos de assumir nossos erros e falhas, e isso aparece claramente na internet.

Voltando ao tópico da inteligência emocional, não somos muito bons em educar as crianças a respeito de seus sentimentos. Por que elas se sentem envergonhadas, para começar? O que leva um menino ou uma menina a querer fazer o outro se sentir mal? Se não olharmos isso e não respondermos a perguntas assim, como resolver problemas como o bullying e o racismo?

Infelizmente, o racismo está impregnado em nossa cultura, e acho que a única maneira de mudar isso é pela educação. Assim como no abuso sexual, precisamos de mais foco em por que está acontecendo e em ajudar quem precisa. Depois, podemos construir mensagens mais positivas a respeito. O abuso sexual é uma coisa tão horrível de se pensar que pouquíssimas pessoas querem falar sobre isso, mas se reformularmos a questão em termos de força, algo muda. Ninguém vai recuar e dizer que não quer crianças fortes. Assim, a gente trabalha para ter crianças fortes: a gente fortalece sua autoconsciência, sua consciência corporal, seus limites e seu poder de dizer não. E educamos os professores, pais, legisladores e juízes também. Acho que essa é a única maneira de avançar e que é a mesma abordagem que deveríamos adotar com o racismo. As crianças deveriam saber do racismo desde tenra idade: saber por quais motivos acontece e o que ele provoca nas pessoas que sofrem com a discriminação.

É assim que penso também. A educação é o mecanismo antitrauma mais poderoso que temos. E quanto mais cedo começarmos, melhor.

Desde o início da infância. Descobrimos claramente que isso é verdade com o abuso sexual. Fizemos um programa com crianças pequenas anos atrás em Berlim e, mais tarde, um desses meninos foi atraído para uma situação com um pedófilo – ele tinha 9 ou 10 anos quando aconteceu –, e começou a berrar bem alto sobre abuso infantil e saiu correndo. Os pais chamaram a polícia e o criminoso foi preso. A polícia perguntou ao menino como ele sabia o que fazer, e ele respondeu que tinha aprendido em nosso programa escolar.

Esse é um triunfo mensurável. O menino sabia que não era normal, que não era culpa dele e sabia o que fazer: sair da situação e pedir ajuda. Quero que façamos isso por toda parte. Para que as crianças saibam que o preconceito de etnia, religião, classe social, ou o que for, está errado. Não só isso, mas que aprendam como reagir. Se pudermos educar as crianças desde cedo, o que faremos é embutir esses mecanismos de evitar o trauma, seja quando um pedófilo tenta atraí-las com bonecas ou um adulto diz coisas racistas ou insultuosas. Depois, mostrar a elas como manter contato com as emoções de maneira a conseguir sentir de verdade os efeitos emocionais do que aconteceu e acreditar que não tem a ver com elas, mas sim com a outra pessoa. A atribuição correta: o que está errado com aquela pessoa, em vez de o que está errado comigo.

Se começarmos bem cedo, podemos fazer uma diferença enorme. É o que estou tentando fazer com a educação digital: trabalhar por uma mudança a longo prazo nas próximas gerações. É dificílimo fazer modificações significativas no momento, e as alterações que conseguimos não acontecem muito depressa, mas podemos influenciar positivamente essas crianças, e isso fará diferença mais adiante.

Isso. E, como adultos, que trabalho maior teríamos além de proteger as crianças e tentar criar um mundo melhor para elas, que nos sintamos bem ao lhes entregar?

Há uma citação que pus em minha mesa que diz: "Vamos criar filhos que não tenham que se recuperar de sua infância."

Não existe responsabilidade maior! Vamos pelo menos dar às crianças um mundo em que não seja apavorante crescer. Tudo o que estamos falando envolve mitigar o trauma.

Já há traumas normais suficientes na vida como ela é – acidentes, pessoas próximas que morrem – e não podemos mudar isso. Mas pelo menos temos como montar sistemas que sejam úteis e funcionem imediatamente quando algo ruim acontecer. Para mim, as escolas são essenciais nesse aspecto, porque nelas temos a máxima conexão com jovens de todas as origens. E não temos muito a dizer sobre o que acontece em casa.

Como você diz, já há dificuldades suficientes por aí. Vejamos a pandemia de Covid-19, por exemplo. Todos são afetados por ela, mas alguns países estão claramente cuidando melhor das crianças do que outros. Não posso elogiar o modo como lidamos com o vírus nos Estados Unidos. Na verdade, sei que aumentamos o trauma com todo esse blá-blá-blá político e indulgência infantil. Você já morou nos dois países; que diferença vê entre a reação dos Estados Unidos e a da Alemanha à Covid-19?

A diferença mais óbvia é a assistência médica. A Alemanha

tem um sistema que funciona bem, e a maioria das pessoas está coberta; pode receber cuidados se precisar. Isso não acontece nos Estados Unidos. Esses países também reagiram de forma diferente a respeito do fechamento das escolas. A Alemanha está pior nesse aspecto quando se trata da educação digital e de manter a conexão com as crianças dessa maneira, mas, de qualquer modo, estou preocupada com o efeito a longo prazo do isolamento e do abuso doméstico, que cresceu durante o *lockdown* - depressão, ansiedade, problemas do sistema imunológico e assim por diante. Assim, isso nos leva de volta à assistência médica. Quando ela falta, as famílias de renda mais baixa são as mais atingidas.

Estou preocupado com o desenrolar disso no futuro. Quer dizer, há uma pandemia em andamento, e temos *lockdowns* e quarentenas, mas até que ponto pioramos a situação? Quanto trauma desnecessário estamos criando com nossas reações pouco saudáveis e o sistema falho de assistência médica? Como você disse, as pessoas com mais carência socioeconômica serão mais atingidas, porque, para começar, mal estão se aguentando.

As pessoas também estão perdendo o emprego na Alemanha. É só que há mais apoio do governo.

A longo prazo, acho que precisamos aprender com isso. Teremos que conviver com esse vírus por algum tempo e talvez com outros como ele, mas estamos num mundo onde coisas assim podem acontecer e precisamos de salvaguardas sensatas. Talvez isso se resuma a mais comunicação e mecanismos de saúde pública local e internacional.

E educação. Esse foi o fio condutor de nossa conversa hoje.

Quanto mais cedo, melhor.

Isso. E não só em temas acadêmicos, mas em todos esses aspectos sociais e emocionais da vida. Isso é construir salvaguardas contra o trauma, como você disse.

Esse aspecto emocional também foi um fio condutor. O trauma é uma coisa emocional, e as emoções movem boa parte de quem somos.

Essa é a beleza da humanidade: somos seres emocionais. Somos conduzidos pelas emoções.

E é aí que o trauma entra. Não importa se é de abuso sexual na infância, racismo ou ficar isolado dos outros durante uma pandemia; o trauma distorce essas emoções e percepções e realmente muda a forma como vivenciamos o mundo. E nós mesmos. Ele pode até alterar as lembranças como algo que não eram antes que o trauma acontecesse. A criança que era cheia de luz e esperança antes de ser traumatizada começa a se sentir terrível sobre si mesma e vê o mundo como inseguro.

É complicado, para qualquer tipo de pensamento lógico ou racional, se sobrepor a isso. Depois de entranhado, é difícil combater. É por isso que temos de intervir e começar cedo com a educação e as salvaguardas de que falamos. É isso que vai trazer a cura.

CAPÍTULO 5

Compaixão, comunidade e humanidade

Compaixão, comunidade e humanidade estão entrelaçadas, pois exemplificam a expressão plena de quem somos como humanos. Embora com o trauma possamos nos sentir isolados e solitários, a verdade é que estamos todos juntos. A compaixão nos permite cuidar dos outros, nos relacionar com eles com bondade e considerar o mundo sob o ponto de vista deles. A comunidade é o reconhecimento personificado de nossa interdependência – nossos comportamentos afetam uns aos outros. Finalmente, a humanidade é o reconhecimento de que, como pessoas que dividem este universo, todos nós sofremos. Além disso, essa dor importa.

Compaixão, comunidade e humanidade são nossos direitos de nascença e fazem o mundo girar. Também são algumas das primeiras coisas que vão embora quando o trauma encontra o caminho de nosso lar.

Temos muitos lares, tanto literais quanto figurativos: nossa residência atual (para os privilegiados a ponto de tê-la), nosso corpo e o coração e a mente de quem nos ama e que amamos, além de nossa comunidade maior, seja o bairro, a cidade, o país ou o planeta em que vivemos. O trauma se esconde em cada um desses locais, camuflado de forma a parecer normal. Sabemos que há algo errado na falta de autoconfiança e na vergonha, por exemplo, mas em pouco tempo parece que elas fazem parte da textura da vida; sentir-se mal a respeito de nós mesmos, por uma coisa ou outra, se torna normal; duvidamos de nós quando mais precisamos acreditar e também duvidamos dos outros dessa maneira.

Todos os tipos de trauma podem trazer insegurança e vergonha, que vêm das mudanças de nossa emoção e da alteração da memória (mais sobre o modo como isso acontece está na terceira parte deste livro). Esses dois sentimentos amplificam o impacto do trauma, levando a um ciclo terrível que pode aumentar sem que ninguém reconheça o que está acontecendo. Como vimos no capítulo 3, a vergonha é tipicamente uma sensação mal orientada de responsabilidade por coisas horríveis que ocorreram. Infelizmente, essa atribuição errada pode causar autonegligência, autopunição e coisa pior.

"QUERIDO, VOCÊ FOI O PRIMEIRO A NOTAR."

No início de minha carreira, trabalhei como psiquiatra em várias casas de repouso. A maior parte da minha atividade estava ligada a problemas de memória: eu tentava desacelerar seu avanço ou tratar os problemas que a acompanham. Numa consulta de rotina, me pediram que atendesse uma mulher idosa que conseguira tratar um câncer. Apesar disso, emagrecera rapidamente nos meses anteriores. Recebia medicamentos para interromper a perda de peso, sem resultado, e me pediram que avaliasse se ela estava deprimida ou com algum efeito não reconhecido do tratamento da doença.

Quando examinei sua ficha, fiquei surpreso ao ver como seus exames estavam bons. Não havia sinal de recidiva do câncer nem de qualquer efeito colateral do tratamento. Perguntei sobre ela às enfermeiras e auxiliares de enfermagem, e todas me disseram que era doce e gentil e tinha ótima memória. Eu não esperava por isso, e fiquei curioso em ver como ela seria pessoalmente.

Quando entrei no quarto, sua aparência foi um choque. Estava magérrima, com uma camisola transparente que revelava a evidente proximidade da morte. Mas tinha os olhos brilhantes, movia-se com elegância, apesar de seu estado, e era engraçada e inteligente. Claramente não parecia deprimida, e eu já sabia que não havia sinal de câncer em seu sangue. Não consegui encontrar nenhuma outra explicação médica para o emagrecimento, a fragilidade e a fraqueza crescentes. Não fazia sentido.

Sempre que falávamos de sua família e seus interesses, notei que ela era extraordinariamente despreocupada e também que exprimia muita curiosidade sobre mim e meu trabalho como psiquiatra. Quanto ao emagrecimento, ela parecia reflexiva e até se mostrou curiosa sobre o que acontecia com seu corpo, mas em pouco tempo a causa ficou óbvia. Ela nem a escondia; na verdade, estava esperando para ver se eu descobriria. Estávamos sentados em seu sofá quando eu disse: "Compreendo. Você está se matando de fome." Ela sorriu, pegou minha mão na sua, magra e frágil, e disse com um modo confidencial e encantador, do tipo "agora você pertence ao clube": "Querido, você foi o primeiro a notar."

Como ela era muito agradável, ninguém desconfiou, e foi bastante fácil para ela descartar a comida e os estimulantes do apetite. Na cabeça dela, o sucesso do tratamento do câncer fora uma surpresa mal-recebida. Foi aí que ela começou a resolver a questão com as próprias mãos. "Por quê?", perguntei.

Ela me contou que alguém se aproveitara dela financeiramente, que perdera tudo e que assumia sua responsabilidade com os filhos e netos – perante os quais estava convencida de que falhara –, decretando pena de morte a si mesma. Ela se sentia um fardo terrível para eles; o sofrimento advindo dessa sensação era insuportável, e ela decidiu morrer de fome. Naquele momento, lembrou com doçura, era tarde demais; não importava como eu a avaliasse, não havia nada que alguém pudesse fazer. Estava decidida e em paz. Antes que eu saísse, ela me agradeceu pela conversa e me convidou para visitá-la outra vez caso ainda estivesse viva.

É terrível acreditar que você fracassou num dever solene. E a vergonha resultante pode ser dolorosíssima. É nessas horas que mais precisamos de compaixão, que nunca hesitamos em oferecer aos outros na mesma situação. Mas a vergonha pode nos convencer a ignorar apoio e a manter tudo sob controle, mesmo que às vezes de maneira autodestrutiva.

Acho que aquela mulher passava por isso. Penso que sua batalha interna com a vergonha levou ao comportamento que escondia de todos, mas a força de vida dentro dela era tão grande a ponto de enfrentar isso totalmente sozinha. Em seus últimos dias, ela me convidou para compartilhar seu segredo e criar alguns momentos de real conexão humana.

REFLEXÃO Pense numa época em que você se convenceu de que tinha decepcionado alguém muito próximo, que dependia de você. Que sentimentos de vergonha você teve? Como eles afetaram suas ações consigo mesmo e com os que o amam? Como alteraram sua experiência de compaixão, comunidade e humanidade?

O TRAUMA MUDA O MAPA

O mundo tem muita escassez de compaixão, comunidade e humanidade, mas não as pessoas – pelo menos não quando nascemos. Todos temos essa capacidade; só que o trauma a atrofia, desgasta ou esconde completamente de nós. É como se recebêssemos um mapa da vida ao nascer, com caminhos em várias direções. Todas essas jornadas estão diante de nós, e vários acidentes do terreno podem dificultar a viagem – montanhas intransponíveis, desfiladeiros, desertos e oceanos que só podemos atravessar com a ajuda dos outros.

Mas o trauma aparece e muda o mapa. Ele apaga alguns destinos mais legais. Traça pântanos e espinhais em lugares que antes eram seguros. Faz parecer que, na vida, não há como chegar ao litoral e atravessar o mar para ver o que existe no outro lado. De fato, ele nos faz esquecer o mapa com que nascemos e nos convence de que o caminho adulterado sempre existiu. Antes que o trauma surgisse, os acidentes do terreno que poderiam dificultar a viagem eram apenas mais uma parte da jornada. Depois, são só o que conseguimos ver (e a maioria nem é real).

Quando nossa vida fica assim limitada, o mesmo acontece com nossa capacidade de compaixão, comunidade e humanidade. Nada disso pode prosperar quando estamos confusos, com medo e convencidos de que estamos sós. Por essa razão, o autocuidado é fundamental. Apesar dos traumas que enfrentamos, temos que cuidar melhor de nós e, no processo, cuidar melhor dos outros.

TIO RANGO, O HERÓI DE GUERRA

Meu tio Rango cresceu no bairro de imigrantes italianos de Trenton, em Nova Jersey, nos Estados Unidos, nas décadas de 1920 e 1930. Fazia parte de uma grande família que tentava sobreviver numa época de dificuldade econômica e teve que se tornar autossuficiente bem cedo. Não foi um aluno excelente, e sua educação formal acabou no fim do fundamental, depois da briga com um professor. Então, meu tio arranjou emprego numa padaria escaldante e depois foi alistado no Exército americano durante a Segunda Guerra Mundial. Foi levado para a Europa e mandado para a linha de frente.

A princípio, meu tio serviu como ajudante de mecânico, mas começou a subir de posto enquanto os Aliados abriam caminho lutando pela França até a Alemanha. Tio Rango foi reconhecido como astuto, corajoso e capaz de criar estratégias eficazes no meio do caos e da carnificina. Em certo momento, sua companhia ficou presa atrás das linhas inimigas e os oficiais foram mortos em combate pela oposição avassaladora. Pelo rádio, meu tio foi promovido ao posto de comando do grupo cada vez menor de homens restantes. Ninguém esperava que sobrevivessem.

Tio Rango comandou a volta de todos aqueles homens, sem perder uma única vida americana.

Sempre que me contava essa história, meu tio ficava aborrecido – parecia até envergonhado às vezes. Eu não conseguia entender sua reação, que era extremamente atípica nele. Meu tio era bondoso e jovial, mas sua força interior (assim como a física) era inegável. Depois da guerra, ele fez carreira como ladrilheiro, e o trabalho o manteve robusto. Todos sabíamos que a guerra moldara seu caráter, mas quase sempre ele se mantinha bem composto, e vê-lo irritado e envergonhado era mais do que incomum. No entanto, quanto mais eu ouvia suas histórias, mais sutilezas encontrava nelas; o, tio Rango tinha vergonha de alguma coisa, mas também se orgulhava. Era complicado.

Eis a questão: tio Rango conseguiu tirar os homens de lá, mas isso exigiu silêncio e que fossem furtivos enquanto se deslocavam durante a noite. Os americanos também tinham consigo três prisioneiros de guerra alemães. Meu tio sabia que não poderia levá-los nem deixá-los para trás. Havia soldados inimigos em volta, e qualquer opção resultaria na descoberta dos americanos e sua provável morte na mesma hora. Tio Rango tinha certeza de que qualquer pessoa responsável em sua posição executaria os três soldados alemães, mas também achava imoral pedir a um de seus homens que fizesse isso. Por essa razão, ele mesmo os matou.

Isso o perseguiu pelo resto da vida. Ele disse que eram apenas garotos, iguais aos americanos. Mas também sabia que matar os soldados capturados era a única maneira de ele e seus homens escaparem.

Depois da guerra, tio Rango recebeu cartas de vários de seus homens pelo resto da vida. Eles escreviam sempre que algo importante lhes acontecia. Um deles criou uma grande família, e escrevia a tio Rango depois do nascimento de cada filho e, anos depois, também depois do nascimento de cada neto e bisneto. Naquelas cartas, os homens lembravam a tio Rango que nenhuma dessas pessoas estaria viva se não fosse pelo que ele fez durante a guerra.

Tio Rango me contou que o melhor e o pior às vezes vêm juntos, que talvez algum dia eu tivesse que fazer algo terrível para alcançar a coisa certa. Ele disse que tinha certeza de que tivera a atitude correta, apesar de ainda ser perturbado por ela. Meu tio foi condecorado por seu heroísmo quando levou os homens a lugar seguro e também pela sua escolha, em outra batalha, em que saiu da trincheira de um só homem sob fogo pesado para resgatar um soldado ferido. Ele dava mais valor a esta última condecoração, porque era descomplicada. Nada o perseguia por ter salvado aquele homem.

O trauma de guerra de tio Rango, além de deixá-lo com uma vergonha vitalícia, também deu a ele uma noção de orgulho e de realização duramente conquistada. Apesar de ter feito algo que pessoa nenhuma deveria ter que fazer, depois meu tio levou uma vida feliz e produtiva com tia Rose. Os dois foram dedicados um ao outro durante décadas de casamento, e acredito que um dos fatores para ele continuar avançando apesar do trauma foi o amor da esposa e o modo como ela sempre o considerou um herói de guerra por suportar o inimaginável para proteger a ela e a nosso país. Depois que meu tio morreu, tia Rose queimou todas aquelas cartas. Eram para ele, explicou ela, não para mais ninguém ler. Quando morreu, tia Rose foi sepultada com as plaquinhas de identificação de meu tio no Exército americano.

REFLEXÃO Pense numa época em que fazer a coisa certa também significou fazer algo dificílimo. Não precisa ser um ato que tenha lhe causado sentimentos de vergonha, só algo em que, como disse o tio Rango, o melhor e o pior se uniram. Como é refletir sobre isso agora? O que ajudou você a entender a experiência? Quem lhe deu apoio enquanto você lidava com o conjunto complexo de emoções a reboque?

Apesar de nossos traumas e provações, todos temos capacidade de compaixão, comunidade e humanidade. Poucos tiveram que fazer o tipo de escolha de tio Rango, mas a maioria vive com o legado do trauma, de um jeito ou de outro. Os caminhos que traçamos diante dessa herança são importantes – para nós, é claro, mas também para os outros e, muitas vezes, de um modo que jamais imaginaríamos.

O trauma não é a última palavra.

Uma de minhas palavras favoritas é *gerativo*. Significa criar algo valioso ou acrescentar algo ao mundo de um modo positivo. Ser gerativo pode assumir a forma de salvar soldados durante uma guerra, construir uma ponte ou inventar a vacina contra um vírus terrível, mas, para a maioria, é muito mais provável que seja a forma de um sorriso a um desconhecido, uma palavra de apoio a um amigo com problemas ou ajudar o casal idoso que mora ao lado. Compaixão, comunidade e humanidade exigem que sejamos o mais gerativos possível.

Não é fácil, porque o trauma trabalha contra nós, e o sofrimento que resulta dele muda a lente pela qual vemos o mundo e nos modifica, com muita frequência, de um modo que corrói nossa noção de bem-estar, assim como a dos outros. Uma grande parte deste livro dá o alarme sobre o trauma para garantir que todos finalmente entendam como ele é um inimigo assustador. Mas o trauma não é a última palavra. Ele não é onipotente e seu destino não é nos vencer.

Podemos entender como o trauma assume o controle, como se esconde e ataca. É possível aprender a reconhecê-lo, denunciá-lo, enfrentar sua força e até impedir que continue agredindo a nós ou a quem amamos. A meta suprema, para começar, é não permitir que ele aconteça, embora seja igualmente importante curar o que já ocorreu – e que já está dentro de nós. Isso significa nos curar, mas compaixão, comunidade e humanidade também têm a ver com curar os outros. Os dois esforços não são separáveis; na verdade, são interdependentes.

SEGUNDA PARTE

O quadro maior: a sociologia do trauma

Leila tinha certeza de que, se o parceiro não viesse e ela tivesse que escutar aquela música maravilhosa e assistir aos outros deslizando, patinando pelo piso dourado, ela pelo menos morreria, ou desmaiaria, ou ergueria os braços e sairia voando por uma daquelas janelas escuras que mostravam as estrelas.

– KATHERINE MANSFIELD,
"SEU PRIMEIRO BAILE"

CAPÍTULO 6

Os problemas do trauma e da assistência médica

É claro que compaixão, comunidade e humanidade não se resumem simplesmente a nossas escolhas individuais. Os sistemas sociais que afetam a todos promovem, ou não, o bem-estar, e isso é igualmente verdadeiro quando se trata da assistência médica nos Estados Unidos – e em vários países do mundo.

Recursos e força cerebral astronômicos foram dedicados ao setor de assistência médica. Isso levou a avanços incríveis da ciência, e o setor se tornou muito hábil em resolver problemas agudos e, muitas vezes, simples. Só que o trauma não é simples e não é um "problema" no sentido normal da palavra; como você aprendeu na primeira parte deste livro, é mais parecido com uma teia de dificuldades interligadas.

Apesar dos inúmeros profissionais que trabalham na assistência médica e são inteligentes, habilidosos e compassivos, o setor não é nada disso. Na verdade, como muita gente vivenciou, o sistema, na maior parte das vezes, está mais preocupado em se beneficiar do que prestar assistência às pessoas reais que buscam ajuda. Quando iniciei minha carreira para a medicina, esperava que a área fosse organizada com foco nos pacientes e projetada de tal modo que eles ficassem em primeiro lugar. Tive uma baita surpresa.

Quero deixar claro que o que se segue neste capítulo não é uma crítica a meus professores ou às instituições onde fui educado e treinado, mas sim à infraestrutura de saúde, à influência avassaladora do setor de seguro-saúde e à tradição infiltrada em metas míopes que priorizam a eficiência e o dinheiro em vez dos pacientes.

SACO DE VÔMITO

Os hospitais são cheios de protocolos que podem ser necessários e úteis, é claro, mas não deveriam ser um substituto para o que realmente é preciso para ajudar os outros. Lembro-me de uma regra aplicada aos pacientes com transtornos alimentares; deveríamos trancar a porta dos banheiros para que não pudessem vomitar – como se essa medida os impedisse de agir em outro lugar.

Certo dia, me atribuíram uma nova paciente que tinha um delírio intenso de que precisava vomitar, senão os camundongos que viviam dentro dela a roeriam para sair pela barriga. É compreensível que ela tivesse problemas com o protocolo da porta trancada. Ela acreditava que não vomitar seria igual a uma morte dolorosíssima envolvendo roedores, e raciocinei que primeiro poderíamos construir uma relação de confiança e encontrar um modo de intervir quando ela conquistasse algum terreno com o tratamento. Ela estava irritada e ruidosamente inflexível para que não trancássemos a porta do banheiro, e lhe prometi que não o faríamos. Depois de alguma desconfiança inicial, ela aceitou minha palavra, e esse gesto entre nós a levou a tomar alguns medicamentos úteis.

Naquela noite, porém, alguém da equipe notou que o protocolo não estava sendo cumprido, mudou minhas recomendações e, sem me avisar, trancou a porta do banheiro da paciente. Eis o que aconteceu:

Fui visitá-la na manhã seguinte sem saber que alguém tinha mudado minha ordem. A primeira coisa que vi foi que a mulher estava zangadíssima. A seguinte foi ela pegar um saco de papel que estava encharcado e pingava. Então, ela girou o recipiente cheio de vômito e me bateu com ele. Apavorada com o que fez, saiu correndo do quarto, com um guincho agudo. Eu mesmo guinchei, me despi em seu banheiro (depois de finalmente conseguir que um dos membros da equipe o destrancasse) e lavei o vômito.

Há um certo humor em ser atingido por um saco de vômito, mas a verdade é que o evento todo traumatizou nós dois. Voltei ao trabalho de roupa cirúrgica e tremi o resto do dia, e a mulher nunca mais voltou a confiar em mim. Teve que ser transferida para os cuidados de outro profissional e sofreu aumento da segurança e maior restrição da liberdade, uma vez que o hospital considerou que ela havia atacado um médico.

Além de ressaltar que os protocolos nem sempre permitem modificações sensatas, acho que a lição aqui é que às vezes podemos estar muito bem-intencionados e ainda criar trauma para os outros. É importante se lembrar disso, porque, quando se trata de ajudar alguém, temos que entender quem são as pessoas, qual é sua situação específica na vida e se é provável que nossa intervenção cause mais bem do que mal.

Isso é duplamente verdade quando, sem querer, nossas ações geram medo, porque podem levar os outros a se exprimir de maneira irracional e agressiva. Desse modo, o medo cria mais trauma, assim como o trauma cria mais medo.

REFLEXÃO Relembre uma ocasião em que você tentou ajudar alguém mas, sem querer, acabou prejudicando a pessoa no processo. O que aprendeu com essa experiência? Que orientações você seguia que não serviram a você ou à outra pessoa? O que faria diferente se tivesse a possibilidade de repetir?

O trauma naturalmente cai no terreno da saúde mental, mas esse é apenas um sistema dentro do grande setor de assistência médica e igualmente suscetível aos problemas que ocorrem por toda a área. A assistência de saúde mental está excessivamente interessada em enquadrar as pessoas em categorias. Com demasiada frequência, os profissionais de saúde com tempo limitado só fazem uma lista dos sintomas de alguém para descobrir em que escaninho o paciente se encaixa. É como ler os ingredientes de uma receita de bolo e decidir como ficará a aparência e o sabor final. Farinha, açúcar, óleo, água... deve ser um bolo! Se for um bolo, precisa ter cobertura. E, se o bolo lhe disser que é um waffle, problema dele; ponha cobertura mesmo assim.

Mais uma vez, isso não é criticar os profissionais de saúde por fazerem o melhor que podem num sistema imperfeito (e, às vezes, prejudicial). Em sua maioria, os médicos, enfermeiros e terapeutas sabem muito bem que as pessoas merecem ser mais bem tratadas do que bolos e waffles. Percebem que um punhado de táticas superficiais de tratamento não vai resolver quando se trata de trauma. Entendem que os remédios mais novos e poderosos que são incentivados a receitar não são tão diferentes assim dos antigos e, sem dúvida, não valem o novo preço. Minha crítica é mais a um sistema que exige de seus funcionários que receitem remédios aprovados pela seguradora para problemas que exigem muito mais do que medidas paliativas, o mesmo setor mais preocupado com seu grande livro de diagnósticos do que em realmente ajudar as pessoas.

Entre outros resultados danosos, os setores de seguro-saúde e assistência médica fizeram os profissionais terem medo dos pacientes. Temos receio de suas necessidades, de seu sofrimento, temor de que não recebam a ajuda de que precisam e de que tudo acabe caindo em nossas costas. É isso que vem da linha de montagem na medicina, e é cansativo e insatisfatório para todos. Os profissionais de saúde só têm tempo suficiente para reconhecer as necessidades básicas do paciente enquanto o próximo já está na fila, e a trabalhosa papelada continua a se empilhar. Ou seja, os médicos não têm o tempo necessário para realmente conhecer as pessoas, o que seria muito útil para ajudá-las de fato. E quem quer sentir o sofrimento de mais uma pessoa que você não tem tempo de conhecer? O resultado é fazer a papelada bem ali, na frente dela, ainda mais quando seus quinze minutos estão quase terminando.

Não adianta confiar em uma medida arbitrária que, para começar, não foi exatamente projetada para ajudar os pacientes.

Apesar disso, o setor insistiu em se basear em pesquisas de satisfação. Até que ponto esses pacientes deveriam se sentir contentes? É como se toda a cultura estivesse completamente indiferente ao que os profissionais de saúde tentam fazer. Certa vez, o administrador de um hospital me deu a notícia gravíssima de que eu tinha dois resultados péssimos na pesquisa. Um foi de um paciente que tomou uma overdose e quase morreu. Ele queria suas drogas de volta quando recebeu alta do hospital e se zangou quando ordenei que fossem destruídas (prática padrão, aliás). O outro era de um homem com paranoia grave que insistia que eu tinha vários corpos enterrados no quintal, mais improvável ainda porque eu nem tinha quintal; morava em apartamento. E houve a vez em que a unidade em que eu trabalhava recebeu nota baixa pela inconveniência do horário de visitas. As visitas eram 24 horas, todos os dias da semana.

Não estou sugerindo que eliminemos a supervisão, porque sem dúvida é necessária, ainda mais na assistência médica. Só estou ressaltando que não adianta confiar numa medida arbitrária que, para começar, não foi exatamente projetada para ajudar os pacientes. E reclamações como as mencionadas acima também afetam a remuneração, criam agitação desnecessária e, às vezes, constituem um risco grave para os profissionais de saúde. Sabe-se que as diretorias médicas são persecutórias e, muitas vezes, incentivadas a desconsiderar o devido processo legal, sem responsabilização alguma. Embora talvez não seja o resultado-padrão de alguma queixa mais leve ou inválida, a importunação injustificada e as despesas enormes são bastante comuns, e carreiras demais foram arruinadas sem qualquer razão válida.

Os profissionais de saúde mental são ainda mais suscetíveis nesse aspecto, porque as questões apresentadas são profundamente pessoais, íntimas e, às vezes, imprevisíveis. Qualquer temor adicional de advertência é antagônico com a conexão pessoal necessária para fazermos alguma diferença significativa. O elemento de humano a humano é mais importante do que tudo quando alguém revela detalhes de seus pensamentos e sentimentos íntimos; precisamos nos permitir ser vulneráveis se quisermos explorar e melhorar nossa saúde mental. Infelizmente, os sistemas encarregados de oferecer assistência priorizam a minimização do custo, a economia de tempo e "atender" o máximo possível de pacientes. É mesmo de espantar que tantos profissionais se sintam atormentados e sobrecarregados com uma carga de trabalho excessiva? E quantos abandonam uma atividade voltada para ajudar os outros porque não recebem o apoio de que precisam para realmente auxiliar os pacientes a se curar dos traumas?

ANTÍDOTO TERAPÊUTICO: O QUE PROCURAR NUM TERAPEUTA

Acredito que a assistência de saúde mental, como tanta coisa na sociedade, preferiu soluções simplistas para problemas complicados. Infelizmente, isso significa que as pessoas em geral depositam esperança em soluções propostas que mal passam de fachada. A psicoterapia pode oferecer mudanças ricas e compensadoras, mas só quando é feita com atenção. A melhor envolve afinidade, confiança e tempo, e as soluções populares de curto prazo em geral são apenas mais um modo de empurrar o problema com a barriga para o paciente resolver depois. Isso não adianta. Assim, para se curar de um trauma, ofereço as seguintes orientações para quem busca a ajuda de um psicoterapeuta. No mínimo, talvez elas ofereçam um padrão de expectativas sensato que ajude você a defender melhor sua necessidade.

- **CONTATO VISUAL.** Pode parecer óbvio, mas você se surpreenderia. Entre outras coisas, o contato olhos nos olhos com o terapeuta permite saber se ele está interessado em formar uma conexão real com você.

- **EXPRESSÃO DE INTERESSE.** O contato visual ajudará a determinar se o terapeuta está genuinamente interessado em você e em seu sofrimento, mas a linguagem corporal e as palavras usadas também darão dicas.

- **EMPATIA.** Isso pode ser complicado, porque o trabalho do terapeuta não é sentir seu trauma no mesmo grau que você. Procure sinais de empatia, mas também de falta dela. Que distância o terapeuta mantém de você? Ele é reservado ou envolvente?

- **ACOMPANHAMENTO.** O terapeuta se lembra do que você disse na sessão anterior? Demonstra interesse constante em seus problemas? Se disser que vai procurar algo para você ou aprender mais sobre algo relevante para seu tratamento, ele cumpre? Há outras maneiras de determinar se o terapeuta vê você como uma pessoa real com uma vida real ou meramente como uma entidade que só existe no horário marcado para a consulta.

- **ENTENDIMENTO DO LADO PRÁTICO.** O terapeuta presta atenção nos aspectos práticos de sua vida? Tem uma compreensão razoável de suas circunstâncias? Por exemplo, ele sabe o que significaria para você trocar um emprego por outro ou terminar um relacionamento complicado? Ele consegue distinguir sintomas de um diagnóstico dos efeitos de eventos e pessoas reais em sua vida?

- **CONSCIÊNCIA E RESPEITO PELO IMPACTO DO TRAUMA.** Não é raro que os terapeutas não sejam suficientemente bem-informados sobre o trauma. A ideia de que podemos simplesmente superar coisas difíceis que nos aconteceram é muito mais comum do que deveria ser, e, em minha opinião, algumas técnicas populares da terapia cognitivo-comportamental (TCC) perpetuam essa noção. Cuidado com qualquer ferramenta terapêutica que vise a aliviar a angústia sem também atacar a causa-raiz do trauma. O apego a resultados mensuráveis de curto prazo pode ser um sinal de que seu terapeuta está comprometido com uma modalidade de tratamento promovida pela seguradora.

Certa vez, um paciente me disse que qualquer médico que tentasse ajudá-lo sem compartilhar uma parte dele também poderia ir para o inferno. Acho que muitos nos sentimos assim. Não ajuda nosso trauma sermos vistos como coisas, como só mais um problema a ser rapidamente despachado do consultório. Precisamos que nos tratem como irmãos humanos, que sejam reais conosco. Acho que ninguém que escolhe entrar nas profissões de cura tem a meta de se esconder das pessoas que nos comprometemos a ajudar. Acredito realmente que a maioria aspira a aliviar o sofrimento humano, mas o sistema de assistência médica – inclusive de saúde mental – deixa de promover e apoiar essa meta.

"DOUTOR, ESTOU MORTO, E O SENHOR É UM HOMEM OCUPADO!"

Quando eu ainda estava em treinamento, cuidei de um homem que tinha certeza de que estava morto. Não digo metaforicamente nem como piada, nem mesmo como um modo de exprimir desamparo. Ele tinha certeza, 100% de certeza, de que morrera e que o corpo ainda não percebera.

Era extremamente cortês para um morto. Tolerava meus exames físicos com os protestos gentis de alguém que sabe que o outro faz algo ridículo – por exemplo, examinar fisicamente um morto para ter certeza de que não há nada errado. Acho que sentia pena de mim e supunha que eu não sabia de nada. Ele dizia coisas como "Todos esses anos na faculdade de Medicina e aí você vem examinar um morto?" e "Quando você vai perceber que já fui?" e "Quando todo mundo se tocar e me puser no necrotério, você ainda virá tentar escutar meu coração?". Ele estava fazendo piada, mas realmente achava que estava morto.

Gostávamos muito um do outro. Nós nos dávamos bem, e tentei, sem resultado, ajudá-lo. Remédios e terapias são como cuspe contra um tanque quando se trata da síndrome de Cotard (é, realmente isso tem nome). O diagnóstico pode se apresentar de várias formas, mas convencer-se de estar morto é a apresentação-padrão que os psiquiatras aprendem na escola e raramente veem na realidade.

Ele se sentia culpado por tomar meu tempo. Certa

vez, com a mais gentil das frustrações, ele disse enfaticamente: "Doutor, estou morto, e o senhor é um homem ocupado!" Na maior parte do tempo, ele só aceitava o tratamento porque não queria me criar problemas se recusasse. Por mais agradável que eu o achasse, o homem não tinha amigos nem família, e morava sozinho, isolado, com uma pequena pensão. Tinha uma personalidade que gostava de rir e brincar, e era um sujeito muito legal, mas não exprimia nada disso. E não importava o que eu fizesse, ele ainda estava convencido de que morrera, e o hospital lhe deu alta para que acreditasse que estava morto sozinho em casa.

Sua história não era clara, e não fui capaz de identificar nenhum trauma substancial. Mas só a solidão já pode ser traumática, e talvez, se você viver neste mundo tempo suficiente sem importância nenhuma para ninguém, é bem possível que passe a acreditar que já está morto.

REFLEXÃO Já se sentiu tão solitário ou deprimido que se convenceu de que não tinha importância para ninguém? O que o manteve durante essa experiência? Se já sentiu que sua vida não importa, o que os outros fizeram para ajudá-lo a não se sentir assim?

Parece que o sistema de assistência médica não se importa muito com o que acontece aos pacientes fora do hospital – e também não faz um serviço tão bom assim quando estão lá dentro. Em treinamento, trabalhei certa vez numa clínica de *medicação apenas*, onde a ideia é maximizar a capacidade de receitar dos médicos e deixar as intervenções terapêuticas para funcionários menos caros. Lugares como esses são montados para ter a máxima produtividade, com longo tempo de espera e comunicação falha entre os clínicos. Certa vez atendi uma moça que sofria de ataques de pânico – geralmente, resolvidos com bastante sucesso com remédios – mas não reagia como esperado. Na verdade, só piorava. Insistia que tomava o medicamento prescrito, e comecei a perceber que havia outra coisa em andamento. Rompi as diretrizes da clínica e passei a consulta seguinte só conversando, e ela reagiu se abrindo sobre a violência física que a aguardava em casa toda noite. Ela sofria ataques de pânico porque vivia com medo constante, e a solução não era obter o remédio certo, mas sair daquela situação (o que consegui ajudá-la a fazer).

As clínicas de máxima produtividade não são criadas para isso. Ver o quadro maior e não se concentrar apenas em aliviar os sintomas parece bom senso para a maioria de nós, mas não para o sistema. Principalmente quando se trata de assistência médica, os pacientes são levados de um lado para outro com pouca intervenção quando se trata de ambientes traumáticos com mais probabilidade de ser o problema. Poucas pessoas conseguem entender seu trauma enquanto estão no meio dele.

A PORTA GIRATÓRIA

Em outra época, trabalhei numa unidade psiquiátrica com uma moça que era *freguesa* – ou seja, ia e voltava regularmente pela mesma razão. Na infância sofrera abuso, que se repetiu na adolescência, quando ela morou na rua e passou a usar drogas, uma escolha compreensível para quem está na mesma situação. Com dois filhos, ela desconhecia o paradeiro deles, e nós também.

Apesar das consequências, as drogas oferecem algum alívio de curto prazo, e muitas vezes são usadas como um tipo de autopunição ou como um modo de vida que não é bem a mesma coisa do que se matar diretamente. Também estão prontamente disponíveis e são muito mais fáceis de obter do que abrigo confiável, segurança e refeições nutritivas. Essa mulher as consumia para se autoconsolar e se punir, e não a condenei. Ela não tomava drogas para se divertir; mas porque estava além do desespero.

O sistema de assistência médica americano tem pouco a oferecer a alguém assim. Como nação, acabamos gastando quantias enormes em visitas ao pronto-socorro e internações, mas não aplicamos nossos recursos onde eles realmente seriam importantes. A única coisa que essa mulher recebeu quando saiu do hospital foi um vale para passar alguns dias num motel – que era um covil de drogas e um farol para atrair predadores. Não é que os assistentes sociais da unidade psiquiátrica não fizessem seu trabalho; é que era isso que eles podiam dar. Invariavelmente, a paciente acabava retornando para nós, agitada e confusa, sem tomar seus remédios, e com uma recaída no vício. Ela podia deixar o hospital um pouquinho melhor, mas não conseguiríamos um lugar seguro para ela morar, um emprego, nem mandá-la de volta à escola.

Nas ruas e sem tomar os remédios que impediam seus delírios, essa mulher acabou atacando alguém com uma faca. A pessoa não se feriu, mas poderia ter se machucado. O caso chegou aos noticiários locais, e a foto que sempre usavam era dela em seu pior estado – angustiada, descabelada, de aparência quase inumana. Várias vezes, essa é a história que a mídia nos conta. Essa moça foi retratada sob a pior luz possível – sinistra e depravada –, não como alguém que sofria dia a dia o ataque do trauma de infância, mas como *um deles*. Era apenas outro rosto de pessoas inumanas em que nós, bons cidadãos, somos incentivados a desovar nossos problemas.

Não estou dizendo que ela não tenha certa responsabilidade. Mas culpar pessoas como ela pelos males sociais garante que esses ciclos de violência e sofrimento continuem. O trauma na infância pode causar doença e falta de teto, o que só gera mais problemas. Essa sequência de acontecimentos promove o uso de drogas, que põe mais lenha numa fogueira já perigosa e, às vezes, queima um inocente, como a vítima da facada. Enquanto as labaredas sobem em pessoas como essa mulher, a sociedade oferece uma ilusão de tratamento, mas o que se dá não é realmente projetado para fazer muita diferença. Dizemos a nós mesmos que não há o que fazer, e qualquer um que já ficou algum tempo em prontos-socorros lotados e enfermarias psiquiátricas sabe como esses lugares são sórdidos. E são os locais onde aparecem as pessoas que mais precisam de ajuda.

REFLEXÃO Em parte, essa história fala de um sistema defeituoso que deixa de ajudar as pessoas que alega assistir. Mas também é sobre uma pessoa real – uma moça cujo sofrimento de infância levou a uma vida com pouquíssimas opções saudáveis e que se tornou apenas mais um bode expiatório social por suas ações. O que podemos fazer por essas pessoas? Que mudanças precisamos fazer, como país, para prevenir isso? Como alocar melhor nossos preciosos recursos?

Se a sociedade não tratar o sistema de assistência médica, ele nunca será capaz de curar o país. Também não deterá a maré enchente do trauma, assunto do qual deveríamos ter tanta consciência quanto temos das mudanças climáticas, da poluição do ar e de outros problemas significativos de saúde pública (a corrida por uma vacina viável numa pandemia, por exemplo). E se fizéssemos exames que o detectassem do mesmo modo que nos submetemos a testes de visão e audição? De escoliose e cárie? Qual o volume necessário para que o alarme nos leve realmente a tomar alguma providência?

CAPÍTULO 7

Uma conversa com o Dr. Daryn Reicherter

Entender o que o trauma faz com o cérebro e descrever como isso afeta as sociedades durante gerações exige experiência e pesquisa extensas. Pessoas com conhecimentos que abranjam as disciplinas da Medicina, do Direito e das Ciências Sociais são fundamentais, e meu amigo Daryn Reicherter é uma delas. Professor clínico de Psiquiatria e atual diretor do Laboratório de Direitos Humanos em Saúde Mental Traumática da Universidade Stanford, ele passou mais de uma década dedicado a oferecer uma combinação de serviços clínicos e administrativos em saúde mental traumática, inclusive internacionalmente. Daryn desenvolveu novos métodos para usar o resultado das violações dos direitos humanos em campanhas de conscientização, mudanças políticas e tratamento para os sobreviventes. No nível local, ele também se envolveu intensamente na criação de clínicas de saúde mental para refugiados na Area da Baía de São Francisco.

Entre outros tópicos, pedi a Daryn que conversasse comigo sobre epigenética, a mudança do cérebro depois do trauma e como episódios individuais aparecem no contexto maior da sociedade.

Se não se incomoda, Daryn, pode começar falando um pouco de você e de seu trabalho hoje em dia?

Claro. Sou professor clínico de Psiquiatria em Stanford, e a maior parte do que faço envolve trabalhar com trauma. Dirijo um laboratório prático em que examinamos os aspectos psicológicos do que acontece com pessoas traumatizadas e divulgamos essas informações para ajudar a formulação de políticas públicas. Um modo de isso acontecer é quando nossas pesquisas embasam a decisão dos tribunais e ajudam a defender as pessoas que sobreviveram a abusos extremos. Também sou diretor médico do Centro de Sobreviventes da Tortura. Além disso, trato pacientes, em geral refugiados que passaram por situações indizíveis.

Você também trabalha no Centro de Direitos Humanos de Stanford, correto?

É lá que fica o meu laboratório. "Interdisciplinar" se tornou uma palavra da moda que todos gostam de usar, mas o meu espaço é realmente assim – metade do corpo docente é de advogados; a outra metade, de psiquiatras e psicólogos. Temos alunos e outras pessoas de vários campos interessados em direitos humanos. Um de nossos parceiros, por exemplo, é um jornalista que escreve textos sobre o assunto. Desse modo, temos uma verdadeira contribuição interdisciplinar do Centro de Direitos Humanos, da faculdade de Direito, de alunos, da faculdade de Medicina e assim por diante. É bem diferente de quando o foco dos laboratórios tendia a ser mais estreito, o que torna o nosso bem interessante.

Isso significa que você tem recursos incríveis para aproveitar se tiver, por exemplo, que consultar um endocrinologista pediátrico ou avaliar alguma política legislativa sobre refu-

giados. Os meios que seu laboratório tem à mão são bem incomuns.

Isso mesmo. Estávamos trabalhando no Haiti com mulheres que sofreram violência sexual e tentávamos obter ajuda humanitária usando diagnósticos psiquiátricos como TEPT, mas não estava dando certo – os processos eram demorados demais. Conseguimos resolver pedindo a nossos parceiros da ginecologia que examinassem a ficha médica dessas mulheres, e pudemos retirá-las na mesma hora porque demonstramos que elas precisavam de assistência médica e não a obteriam onde estavam. É o que pode acontecer quando se tem todas essas pessoas diferentes envolvidas.

Essa ajuda faz toda a diferença, não é?

Com certeza. No mundo dos direitos humanos e do trauma, às vezes você só precisa de alguns bons contatos para fazer a diferença. A razão para o laboratório ter se envolvido no Iraque foi porque um de meus colegas conhece o assessor especial do Conselho do Secretário das Nações Unidas e achou que poderíamos trabalhar juntos no Projeto de Responsabilização para o Iraque. E lá estamos, com um ano e meio de projeto.

Normalmente, há muita burocracia, mas você consegue acelerar um trabalho que poderia demorar para sempre. Isso é importantíssimo quando se trata de trauma, seja de indivíduos, seja de grupos de pessoas.

Felizmente, o assunto não é a questão invisível que já foi. Vive aparecendo nos noticiários da TV. Quem já não viu vídeos de refugiados fugindo da Síria, por exemplo? Fica claríssimo que estamos lidando com um número crescente de pessoas traumatizadas, e é preciso voltar na máquina do tempo para descobrir algum especialista que se mostre cético a respeito da legitimidade e do impacto do trauma, cujos efeitos prejudiciais no cérebro, inclusive em culturas diferentes, é amplamente conhecido hoje em dia.

Você sabe disso em primeira mão porque viu a devastação do trauma em populações muito diferentes em termos socioeconômicos, culturais, regionais, etc. Pode se manifestar de forma distinta, mas o nosso cérebro é afetado mais ou menos da mesma maneira.

O cérebro dos mamíferos tem reações previsíveis ao trauma. É possível ver isso pela lente psicológica e dizer, por exemplo, que um cão agredido terá comportamento muito diferente de um cachorro que não sofreu, mas o impacto negativo aparece, não importa como se olhe. Nós temos plasticidade neural suficiente para nos adaptarmos, mas ter que viver num ambiente marcado pela violência e pelo trauma resulta num resultado negativo significativo na maioria das vezes.

Somos resilientes, sobretudo com o apoio certo. E é importante delinear o que isso provoca e garantir que os sobreviventes de traumas tenham o apoio de que precisam. Ao mesmo tempo, não acho que as pessoas deem ênfase suficiente para impedir que o trauma aconteça, sobretudo quando se considera que ele afeta o cérebro de forma negativa, provocando mais hipervigilância, maior ansiedade basal, comportamentos de evitação, etc.

A resiliência pós-trauma e o crescimento pós-traumático são temas brilhantes, mas acho que ninguém que tenha sofrido abusos fica contente porque aquilo aconteceu. As pessoas levam consigo o trauma de um jeito difícil, não importa como lidam com ele mais tarde.

O que fazemos com algo ruim que nos aconteceu não nega que algo ruim tenha ocorrido.

Isso mesmo. Conheço refugiados que conseguiram chegar aos Estados Unidos, imigrar, aprender inglês e até fazer mestrado em Psicologia e ajudar muita gente, mas, ao mesmo tempo, ainda sofrem de ataques de pânico e pesadelos com o que aconteceu a eles. Não são as mesmas pessoas de antes. É maravilhoso que tenham crescido, sobrevivido e, em alguns casos, até prosperado, mas isso não muda o fato de que o trauma, fundamentalmente, é prejudicial à psicologia humana.

Isso também aparece no modo como as pessoas se adaptam a ambientes traumáticos. Vejamos o genocídio cambojano, por exemplo. Muita gente que sobreviveu, que se ajustou àquele ambiente horripilante, permaneceu constantemente hipervigilante. Situações como essa podem ser terríveis e durar muito tempo, mas não tendem a ser incessantes; até a Segunda Guerra Mundial e o Holocausto chegaram ao fim. E aí até os mais resilientes nesses ambientes levam o trauma adiante.

Examinaram um grupo de sobreviventes do genocídio cambojano trinta anos depois – uma amostra deles que hoje mora em Massachusetts – e algo entre 50% e 70% deles obtiveram resultado positivo para o TEPT. Esse número é assustador. O que acontece em escala maior com esse nível de prevalência? As taxas acima de 20% não fazem sentido para os psiquiatras americanos; simplesmente não é algo que já tenhamos visto.

Nem sei o que fazer com esses dados.

Por saber o que sabemos hoje sobre epigenética – como o ambiente muda o funcionamento e a transmissão dos genes –, isso significa que muitos genes diferentes estão sendo ativados e desativados, individualmente e em nível cultural generalizado. Dentro de sistemas familiares, determinadas características são alteradas de forma substancial em consequência do trauma. Os filhos de sobreviventes do Holocausto têm prevalência muito mais alta de depressão, ansiedade e outros tipos de problemas de saúde mental que eu e você tratamos. Não surpreende, porque é básico para a ciência que entendemos hoje. Antes, os pesquisadores achavam que só tinha a ver com a criação, mas hoje também conhecemos um pouco os mecanismos biológicos.

Estamos falando de pessoas que não passaram pelo Holocausto, mas cujo cérebro ainda é alterado por ele. Talvez não todos, mas um número suficiente para aparecer como um padrão na população em geral.

E estamos vendo a mesma coisa acontecer hoje com o que ocorre na Síria, na República Democrática do Congo e em outros lugares. Podemos quantificar o efeito do trauma em massa com nosso conhecimento atual da ciência biológica, em vez de só falar em termos psicológicos. Tudo está completamente interligado, mas a ciência dura é um pouco mais convincente. Nos últimos vinte anos, compreendemos muito melhor os aspectos biológicos e fisiológicos, e neste momento simplesmente não há debate ou discussão real sobre se isso é um fato ou não.

É uma vergonha ter que legitimar o que vemos bem diante de nós, mas é assim que o mundo funciona, com dados concretos. Falar de genes que são desativados e conectar isso às crianças que agem de forma diferente é o tipo de prova que convence as pessoas a levar o trauma a sério. Torna mais difícil dar as costas.

Essa é boa parte do trabalho que fazemos com os tribunais. Além de quantificar as mudanças cerebrais de que estamos falando, também podemos quantificar o sofrimento humano. Isso faz uma grande diferença quando falamos de conversas com as Nações Unidas e da investigação de violações de direitos humanos. Os tribunais de Nuremberg, depois da Segunda Guerra Mundial, eram cortes militares completamente concentradas nos crimes cometidos pelos nazistas; por isso, a atenção recaiu sobre os assassinatos, e não sobre o sofrimento psicológico de milhões de pessoas que não foram mortas ou que, de certo modo, suportaram o Holocausto, mas sofreram imensamente.

A vida dessas pessoas mudou para sempre, assim como a de seus descendentes. Esse tipo de violência não é algo que passe num período específico; o legado dessa violência se estende pelo futuro de maneira quase impossível de acompanhar.

Os julgamentos de Nuremberg aconteceram há 75 anos, mas a mesma coisa ocorreu com as sobreviventes de estupro depois da guerra da Bósnia da década de 1990, que não foi há tanto tempo assim. Eles reuniram todos os depoimentos das vítimas para processar os atacantes; o tribunal estava interessado no crime, não no efeito posterior. Eles não disseram: "Também sentimos muito por tudo o que você sofreu. Essa pessoa não é responsável apenas pelo crime contra você, mas também pelo estado psicológico que você apresenta agora, e, como reparação, você tem direito ao tratamento do trauma." A mudança que estamos vendo agora passa a levar isso em conta. Esses tribunais internacionais estão começando a se concentrar nos efeitos do trauma que interessam a mim e a você; não só o crime, mas o sofrimento psicológico decorrente dele. Isso é essencial. Além dos pesadelos e da ansiedade constante, essas sobreviventes de estupros foram rejeitadas pelo marido, isoladas pela família, contaminadas com HIV, forçadas a levar a cabo gestações indesejadas, pode escolher.

O crime é apenas o início da história. E isso é obviamente verdadeiro quando se trata do que está acontecendo na Síria e do que ocorreu na Bósnia e na Segunda Guerra Mundial, etc., mas também em relação a ambientes traumáticos que não chegam a esse nível. O que está se passando com a pandemia atual, por exemplo – o preço dela avançará conosco.

É só uma questão de tempo para vermos as consequências da Covid-19 aparecendo em situações clínicas e em pessoas que escolheram não buscar ajuda. Já vi isso em algumas clínicas comunitárias nas quais estou envolvido. A violência doméstica durante o *lockdown* cresceu, mas o tema sumiu dos noticiários, enquanto temos mulheres ligando o tempo todo para as clínicas dizendo que estão sendo surradas, que estão presas em casa com um marido abusivo, que estão tendo pesadelos e coisa pior. A mídia deixou de ver o quadro maior, e se concentrar apenas no crime em si é jornalismo irresponsável. A questão é o que acontece depois, é realmente fazer alguma coisa para dar a essas mulheres a ajuda de que precisam.

E as crianças envolvidas. E as crianças que nascerão daqui a alguns anos. Pessoas que ainda não foram concebidas sofrerão com esses problemas, porque esses problemas estão em seus pais.

Inacreditável, não é? Mas agora é ciência. Não é teoria. E esse nível de dano generalizado é o que alguns tribunais da ONU estão examinando. Alguns desses crimes são cometidos com esse nível de trauma em mente, realmente para afetar a psicologia de um grupo de pessoas. Não quero ser explícito demais, mas quando um grupo militar ataca uma aldeia no Iraque e estupra em grupo as mulheres do local, a questão não é a satisfação sexual; é destruir a psicologia daquela aldeia. Quanto ao crime, essa intenção não recebe atenção suficiente. E, quando olhamos o trauma resultante, há uma diferença substancial entre sobreviver a um tsunami e a um crime interpessoal dirigido contra você. Quanto mais pessoal o trauma, pior o sofrimento.

Quando cometido de forma interpessoal, a intenção é a mudança psicológica com o tempo.

Isso mesmo. É o que os regimes usam como arma. Meu avô viveu a ocupação nazista da Holanda e descreveu o que acontecia sempre que alguém tentava fugir do campo de trabalho: os soldados esquartejavam o corpo e penduravam os pedaços nas árvores. Qual é a intenção desse crime? Sem dúvida não é punir a pessoa que tentou fugir. É forçar os demais a se submeterem. Quando as pessoas com poder fazem isso, é a chamada tática opressora, ao contrário do terrorismo, que é quando o grupo marginalizado ataca. Sequestrar um avião e jogá-lo contra um prédio é um ato terrorista, mas os terroristas usaram táticas opressoras em outros casos. Minha questão aqui não é só falar de coisas horríveis e explícitas, mas destacar a importância dos motivos. Esses criminosos entendem bem que vão afetar a psicologia das vítimas, e realmente é isso que buscam.

Muito trauma que vivenciamos como sociedade realmente tem essa intenção psicológica.

Exatamente. A violência policial institucionalizada é apenas um exemplo. É por isso que, se eu e você (dois homens brancos) estivermos de carro e formos parados pela polícia, ficaremos com medo de levar uma multa. Já dois homens negros terão medo de morrer. E não é insensatez. Eles podem interagir com a polícia do mesmo jeito que nós e mesmo assim ser assassinados. Seu temor estaria justificado, e é resultado de um legado de ações terríveis de pessoas no poder que acontece em tempo real. É o mesmo com a violência sexual e a misoginia em nossa cultura.

Há traumas terríveis que são óbvios, como o estupro, mas há microagressões e microtraumas acontecendo o tempo todo que empurram a cultura de um modo que favorece os opressores e prejudica os oprimidos.

É quase um fato dado em nossa sociedade que algumas pessoas têm menos direitos do que outras e algumas correm mais risco – um quase "é assim que é". Essa é uma atitude difícil de combater, porque não a questionamos, e ela tem muita inércia. Mas colocar em xeque essas crenças e o sistema baseado nelas é necessário para aliviar a estratificação social ou, pelo menos, não perpetuá-la. E, como você está ressaltando, parte do poder dos sistemas opressores é alterar a psicologia da população, porque o trauma resulta na percepção alterada do mundo, assim como de nosso lugar nele.

Os textos de Victor Frankl sobre os sobreviventes do Holocausto falam disso. Não é só o TEPT, são pessoas perdendo a fé em Deus por causa de traumas inimagináveis. Esse não é um diagnóstico. Não está no DSM (Manual Diagnóstico e Estatístico de Transtornos Mentais, da Associação Americana de Psiquiatria). Mas perder a fé é uma mudança monumental do modo de levar a vida.

E imagine o efeito cascata; pense em quantas crenças, percepções e comportamentos vêm com a religião. O que acontece com a pessoa quando isso desaparece?

As pessoas que nunca pensariam em suicídio antes do trauma são um exemplo. Temos relatos dos Médicos Sem Fronteiras e da Cruz Vermelha Internacional de mães sírias refugiadas que abandonam os filhos e se matam no mar. É uma inversão completa da visão de mundo. Em sua cultura e religião, essas mulheres nunca fariam nada assim, mas o trauma é tão prejudicial que muda tudo. Estou falando de exemplos extremos, mas a mesma coisa acontece quando o evento traumático não é tão grave. Poucos golpes bastam para mudar o rumo da realidade de alguém.

Isso. Não é preciso estupro nem qualquer tipo de ataque para mudar o modo como você vê o mundo e a si mesmo. Já percebi isso em minha própria vida, e em geral não entendo os traumas que vivi como algo tão grande assim. Às vezes, me pego – um jeito novo de pensar sobre algo ou alguém que eu não tinha antes que meu irmão e minha mãe morressem, por exemplo – e isso é só o que consigo notar. Quantas vezes isso acontece sem que eu perceba? E nem foram coisas impostas a mim pessoalmente. Como você disse, esse aspecto de alguém ferindo outro alguém de propósito faz uma grande diferença.

Claro. Alguns sobreviventes do tsunami do oceano Índico de 2004 se zangaram com Deus, outros não, e isso teve tudo a ver com o modo como interpretaram o evento – até que ponto levaram para o lado pessoal. É a mesma coisa no Camboja. Se sua visão de mundo envolve a crença no karma, você pode atribuir um significado totalmente diferente a ser estuprado e torturado. Há todos esses fatores que afetam a resiliência e a disfunção. Crianças que perderam os pais no tsunami, por exemplo, estão claramente sofrendo; perderam tudo que era importante para elas e agora são órfãs, e com certeza não quero diminuir o resultado psiquiátrico disso. Mas sua visão de mundo é importante, porque é um dos fatores que determinam como as pessoas vivenciam seus traumas e como vão desenvolvê-los depois que ocorrem.

Estou pensando em quem sofre trauma personalizado – que faz as pessoas se sentirem escolhidas e atacadas pessoalmente – e como isso é devastador para o modo como vivenciam o mundo. Acho que a área psiquiátrica perdeu o bonde nisso aí. Do tipo, se não marcou a caixinha do TEPT, é como se não

importasse – não é trauma de verdade. Acho que isso foi um imenso desserviço às pessoas. Quando alguém se traumatiza, todo tipo de coisas sindrômicas pode acontecer, e uma delas pode ser o transtorno de estresse pós-traumático (TEPT), mas há muito mais. Como você disse, não há nada no DSM que explique as pessoas perderem a fé em Deus.

Em geral, o diagnóstico de TEPT é útil para as pessoas receberem a ajuda de que precisam, principalmente quando se trata desses traumas internacionais em grande escala de que estamos falando. Nosso cérebro muda de maneira previsível depois do trauma, e o DSM registrou como costumam ficar os pensamentos e comportamentos resultantes. Mas o TEPT certamente não é a última palavra. Nem é um bom teste definitivo. Quanto ao que você disse, houve alguns casos de asilo político em que o sobrevivente não se encaixava no TEPT, e o caso foi reavaliado e pressupostos incorretos foram feitos, como se, ao não ser constatado o transtorno pós-traumático, o trauma não fosse importante. Esse é um processo e um modo de pensar totalmente atrasados.

O TEPT é um indicador excelente de que você está sofrendo com o trauma, mas nem sempre aparece, mesmo em casos muito graves. É relevante e útil como diagnóstico, mas a ideia de que só o "verdadeiro trauma" se manifesta como TEPT é muito problemática. Vejo isso individualmente com pacientes que sofrem com experiências que podem não ser do mesmo calibre das coisas terríveis que acontecem em zonas de guerra, mas que ainda mudam vidas. E, como não se encaixa no TEPT, de certo modo sua dor não conta. Pior, às vezes até lhes dizem que estão fingindo.

Do tipo "Você não tem TEPT, logo não é real". Ou "Sua experiência traumática não foi tão ruim assim".

Exatamente.

Isso é terrível.

As pessoas com traumas são invalidadas o tempo todo. Têm problemas discerníveis e constantes, mas são ignoradas ou desdenhadas porque não se encaixam no diagnóstico de TEPT.

Estamos levando isso em conta agora em nossos relatórios para os tribunais internacionais. O TEPT ainda faz parte do quadro, mas também estamos informando outras manifestações de trauma, coisas mensuráveis que causam disfunção. Isso é importante quando se trata dessas situações sofisticadas, com promotores, advogados de defesa e juízes internacionais. Em geral, esses juízes são muito intelectuais e receptivos, e gostam que os fatos sejam explicados.

Uma das metas deste livro é mostrar que o trauma e o TEPT não são a mesma coisa, e é validador saber que você está fazendo um trabalho semelhante em escala internacional. Claramente, há trauma quando alguém é estuprado ou entra em combate, mas há outras situações em que ele também surge, e a variedade de resultados possíveis inclui mais do que apenas TEPT. É isso que estou tentando dizer aqui: realmente transmitir a ideia de como o trauma é prevalente, importante e pouco entendido.

Seria de esperar que isso já fosse do senso comum hoje. Shakespeare escreveu a respeito, tivemos incontáveis estudos até agora... ele está até no *remake* recente de *A bela e a fera*, da Disney, em que mostram que a Fera se tornou quem era por causa de um trauma de infância. Recentemente, nos envolvemos num caso do Centro de Direitos Constitucionais, que estava vendo o confinamento solitário como violação da Oitava Emenda – punição cruel e incomum. Eles usavam uma definição de confinamento solitário de longo prazo como dez anos ou mais. Não dez dias, mas dez anos. E nos pediram que examinássemos se encontraríamos, ou não, mudanças psiquiátricas em pessoas deixadas sozinhas numa cela minúscula por todo esse tempo. Entrevistamos um homem que ficou na solitária 25 anos por um crime que cometeu na adolescência. Alguém realmente acha que ele vai se parecer com uma pessoa que não passou pelo que ele passou? É mesmo necessário um professor de psiquiatria para ponderar sobre isso? É apenas uma questão de bom senso. A prova do trauma está aí desde sempre; só precisamos prestar atenção enquanto a vasta ciência continua a aumentar.

CAPÍTULO 8

Males sociais, trauma social

Quando a Cortina de Ferro finalmente caiu no início da década de 1990, eu me aventurei em lugares que jamais sonharia visitar poucos meses antes. Atravessei a fronteira da Hungria a pé e depois passei algum tempo na antiga Tchecoslováquia. Nos dois países, as pessoas ficaram empolgadas ao conhecer um americano, e fiquei igualmente entusiasmado por encontrá-las. Eu me lembro do tempo que passei com elas como imbuído do espírito de esperança e me senti alinhado aos princípios do meu país, verdade, direitos humanos, justiça e oportunidades iguais para todos que se esforçam por uma vida melhor.

Isso foi trinta anos atrás. Como saímos tanto do rumo?

A resposta a essa pergunta é complicada e depende de a quem você indaga. Acho que agora não é hora de discutir; enquanto o trauma nos dilacera, deveríamos estar mais preocupados em trabalhar juntos para acertar as coisas.

Durante a Guerra Fria, vivenciei os Estados Unidos em que os cidadãos, em sua maioria, estavam convencidos de que seu país era uma força do bem. Não éramos perfeitos – longe disso –, mas, em geral, nos orientávamos pela liberdade e pela civilidade. Podíamos debater qual seria a melhor maneira, mas não éramos tão cruéis e insultuosos quanto hoje. Sabíamos que tínhamos muito em comum, e os políticos dos dois lados do plenário normalmente se comportavam com algum decoro, e com certeza esperávamos que assim fosse. Afinal de contas, éramos americanos e precisávamos poupar nossa energia e nossos recursos para o inimigo comum.

A escola de ensino fundamental II que frequentei adotava uma disciplina muito rígida. Mas crianças são crianças, e certo dia decidimos fazer uma guerra de comida no refeitório, basicamente transformando o lugar num depósito de lixo. A direção nos puniu nos obrigando a marchar de um lado para o outro pelos corredores depois de limparmos tudo, e me lembro de refletir sobre como tínhamos sido burros. Éramos apenas um monte de garotos da mesma cidade e ficávamos sempre com fome na hora do almoço. Mesmo assim, em vez de comer nossa refeição, nós a jogamos uns nos outros, e agora tínhamos que andar como soldados perfilados pelo resto do dia.

É claro que a situação nos Estados Unidos hoje é mais grave do que uma guerra de comida, mas de certo modo a lição se mantém. Somos todos um monte de gente do mesmo país e estamos com fome de alguma coisa – sensação de segurança, retorno à estabilidade, nutrição confiável (literal e figurativa). E as consequências de nosso comportamento são bem assustadoras, porque estamos arremessando agressão uns nos outros e nos traumatizando. Nós nos tornamos nosso (pior) inimigo comum.

O MENINO COM A MÁSCARA DE GÁS

Pude visitar a União Soviética em 1990, quando as regras mudaram o suficiente para permitir visitas supervisionadas a lugares onde turistas nunca tinham ido. Mas as novas diretrizes nem sempre eram tão claras para os moradores locais. Fiz parte de um grupo que visitou a escola fundamental de uma cidade que não via estrangeiros desde o fim da Segunda Guerra Mundial, e disseram às crianças russas, pouco antes de chegarmos, que um grupo de americanos estava vindo.

Fui o primeiro de meu grupo a entrar na sala de aula, e a primeira coisa que vi foi um menino apavorado. Tinha uns 10 anos. Usava uma máscara de gás de cinquenta anos antes.

Ele não fugiu quando entrei, não se escondeu atrás da professora nem ergueu os punhos para lutar. No caos das informações assustadoras que ele e os colegas tinham recebido sobre a chegada dos americanos, o garoto simplesmente pôs sua máscara de gás e aguardou a coisa horrível que iria acontecer. Todas as crianças tinham recebido máscaras antigas como aquela; havia pontes e prédios na cidade que não eram consertados desde a Segunda Guerra Mundial.

Fiz muitas perguntas; uma das guias supervisoras largou o papel formal e tivemos uma conversa de verdade. Ela mesma já fora uma daquelas crianças. Todas aprendiam que a guerra estava sempre ali na esquina e que as próximas pessoas que viriam atrás delas seriam americanas.

Pense como é crescer nesse tipo de ambiente, temendo constantemente a violência de estrangeiros. Aquele menino não entendia a política global nem como o mundo estava mudando; ele só sabia que havia uma ameaça à espreita para destruí-lo. Como poderia se sentir seguro? Como qualquer criança naquela situação poderia se sentir a salvo?

REFLEXÃO Se você cresceu em uma época de conflitos políticos e sociais graves, quais foram as consequências dessa experiência em sua vida? Você se sentia seguro? Como esses grandes traumas podem estar atuando na sua sociedade hoje?

TRÊS CRISES

Entre os vários problemas que os Estados Unidos enfrentam hoje, quero destacar três que vejo que têm impacto constante sobre os americanos quando se trata de trauma: a pandemia de Covid-19, o racismo e a injustiça racial sistêmicos e a erosão de nossos alicerces socioeconômicos. Para quem estiver lendo, provavelmente não tenho muito a dizer sobre o impacto do primeiro problema. Até agora, centenas de milhares de americanos morreram com o vírus, sem mencionar que ele afetou quase todos os aspectos imagináveis da vida pública de todos, inclusive os que choram pela perda de pessoas amadas. O racismo é uma questão inteiramente diferente, porque os americanos têm reações muito variadas a ele. Mesmo assim, não há dúvida de que o tema e as conversas sobre ele estão na dianteira de nosso país.

Em conjunto com outras questões, o vírus e a injustiça racial corroeram a confiança na promessa de nosso alicerce socioeconômico, base da nação que sustenta nossos valores de esperança e dignidade. Assim, setores essenciais inteiros – o agrícola e o de serviços, por exemplo – mal conseguiram se aguentar nas últimas décadas, e o sonho de avançar neles dedicando a vida à carreira quase se tornou uma utopia. Dívidas crescentes, insegurança no trabalho e a perda da moradia básica por milhões de americanos nos trouxeram a um ponto precário, e um país cheio de gente que luta para sobreviver não pode se dedicar a compaixão, comunidade e humanidade.

Em lugar nenhum vemos isso com mais clareza do que no preconceito que resulta em violência e morte. Para deixar a questão ainda mais difícil, os que somos isolados pelo privilégio temos dificuldade de nos identificar com os traumas infligidos a nossos concidadãos, sendo que uma quantidade enorme deles convive com medo e ansiedade constantes. Portanto, nossa responsabilidade é fazer o possível para ajudar, falar e não dar as costas ao racismo e ao preconceito quando e sempre que o encontrarmos. Podemos exigir mudanças em nossos sistemas, condenar a violência e a perda de oportunidades que o racismo gera e simplesmente admitir que todos nós temos os mesmos direitos, que precisam ser respeitados.

ESTOU FAZENDO UM MAU SERVIÇO?

Como discuti há alguns capítulos, o campo da medicina se tornou um dos piores infratores ao priorizar regras e diretrizes em vez da necessidade das pessoas. No início da carreira, assumi o tratamento de um grupo de pacientes com nível elevado de doença mental – pessoas no sistema há tanto tempo que quase nunca melhoravam. Na tentativa de ajudar uma delas, parece que meti os pés pelas mãos.

Um paciente do grupo era um homem graúdo de meia-idade que sempre usava um sobretudo grosso. Era sério e intimidador, e todos pareciam ter medo dele, a não ser as recepcionistas, porque estavam acostumadas e sabiam que ele não tinha histórico conhecido de violência. O homem tinha que ir às consultas de psiquiatria por ordem do serviço social, mas, na verdade, nunca entrava no consultório porque desconfiava que todos queriam prejudicá-lo. Não deixava ninguém andar atrás dele.

Devido ao medo, as consultas do homem se limitavam a visitas à sala de espera, onde ele trocava algumas palavras com o médico para esclarecer que não cooperaria. Com o tempo, criei uma relação conversando no canto do cômodo, e finalmente ele confiou em mim o suficiente para ir até o consultório (mas não entrar), eu andando na frente dele. Assim, tínhamos breves sessões à porta do consultório, e foi onde soube mais de sua história do que estava incluído na ficha.

Esse homem sofrera muito racismo na vida. Conseguimos falar disso francamente e, com o tempo, ele passou a confiar um pouco mais em mim. Também descobri que, na verdade, ele queria muito ser ajudado. Ouvia vozes o tempo todo, seu cérebro tinha dificuldade de entender compromissos de tempo, ele não conseguia identificar quando estava com fome ou cansado e sua família era muito pobre. A única maneira de chegar ao consultório na hora era a esposa deixá-lo no ônibus certo para a clínica toda semana. Provavelmente, para ele o mais difícil era não poder ser um bom pai para o filho de 10 anos. Eles se amavam, mas meu paciente simplesmente estava mal demais. Mais do que tudo, ele queria ir aos jogos de beisebol do filho, torcer por ele e mostrar ao garoto como estava orgulhoso.

Quanto mais confiança construíamos, mas ele se mostrava disposto a tomar o remédio de que precisava e mais vinha até meu consultório. Depois que o medicamento começou a fazer efeito, ele ficou menos paranoico, as vozes não o incomodavam tanto e seus pensamentos ficaram mais organizados. Ele conseguiu passar mais tempo com o filho. Foi capaz até de realizar o desejo de comparecer aos jogos de beisebol do menino. Um dos telefonemas mais recompensadores que recebi foi o de sua esposa aos prantos, que descreveu como antes ficara zangada com o sistema, que o marido nunca recebera a ajuda que realmente precisava e como estava grata porque agora ele tomava os remédios e aprendia a ser pai do filho.

Mais tarde, recebi uma advertência por trabalho abaixo do padrão. Eu documentara as consultas parciais na sala de espera e todo o tempo que ele passou à minha porta, e isso não fora aceito. Parece que, se o homem não quisesse entrar no consultório, eu deveria deixar que fosse embora. Fui acusado também de reforçar sua paranoia por permitir que ele sempre andasse atrás de mim. A ajuda de que meu paciente precisava não se encaixava nas exigências de um sistema do qual ele tinha todo o direito de desconfiar e que não fora mesmo projetado para lhe dar muita atenção. Devido ao fato de ser negro e pobre, tanto ele quanto a esposa passaram a não esperar qualquer assistência.

REFLEXÃO Nossos sistemas sociais deveriam existir para o benefício de todos. Infelizmente, em geral, não é assim. Que traumas adicionais esse homem e sua família vivenciam sem necessidade por causa de regras e exigências insensíveis? Pense numa época em que você ou alguém que você ama foi ignorado, desdenhado ou totalmente recusado por um órgão ou uma organização que deveria ajudar. Como foi? Como isso se compara com a experiência desse homem?

O TRAUMA E O ATAQUE A COMPAIXÃO, COMUNIDADE E HUMANIDADE

Os problemas e as soluções que vemos diante de nós dependem da lente pela qual olhamos o mundo. Isso é tão verdadeiro para mim quanto para qualquer um, e, como repito com frequência neste livro, o trauma tem um jeito insidioso de alterar nossa forma de enxergar. Em termos ideais, podemos ficar mais curiosos sobre as maneiras como vemos tudo e a maneira como nossas experiências, crenças e as ideias dos outros passam a tingir nosso mundo.

Quando reflito sobre minha própria vida, fico com a sensação de que houve dois caminhos distintos – a parte antes que os grandes traumas ocorressem e a que se seguiu. Antes, o mundo fazia mais sentido para mim, e eu tinha confiança em minha capacidade de entendê-lo – pelo menos o suficiente para não me sentir vulnerável o tempo todo. Minha experiência é bem diferente na segunda fase. Com mais frequência, me sinto alarmado com o que ocorre e não tenho a mesma segurança em meu entendimento ou capacidade de me orientar em meio ao que vai me acontecer. Em parte, essa mudança de lente tem a ver com meus traumas individuais, mas não só isso. Há tendências maiores em andamento que mudam como todos nós percebemos o mundo.

Como membros de uma sociedade, está além de nosso poder eliminar totalmente o trauma. Nossos pais morrem, acidentes de trânsito acontecem, a doença é um fato biológico. Mas podemos fazer um serviço muito melhor para impedir que traumas desnecessários nos matem e até que tomem conta de nós. Um ambiente social marcado pela disposição agressiva é a nêmesis da prevenção do trauma. O clima político em que estamos agora, de certa forma, permitiu que insultos e ataques pessoais se tornassem aceitáveis, para não dizer que são a norma. Gente demais se tornou alérgica a quem discorda e desenvolveu a tendência a dar as costas aos que não se parecem com elas, seja qual for o grau de seu sofrimento. A erosão social de compaixão, comunidade e humanidade abriu caminho para mais traumas, que enfraquecem os próprios alicerces de nosso país. Esse dano é amplificado quando muitos se enrolam numa bandeira que deveria representar a todos.

O trauma nos empurra para nos afastarmos da vida e uns dos outros.

Há forças poderosas que nos dividem, mas acredito que as que nos unem são mais fortes ainda. Digo isso como alguém que trabalhou na medicina durante mais de vinte anos em vários ambientes – prontos-socorros, casas de repouso, hospitais de bairros pobres e clínicas comunitárias – e com pessoas de todas as raças e religiões, em todo o espectro da falta de teto à enorme riqueza. Posso dizer que é fato que o trauma afeta e faz coisas incrivelmente semelhantes (e previsíveis) com as pessoas, não importa quem sejam nem se sofreram em maior ou menor grau. De um modo estranho, é o trauma que nos divide, mas também nos une.

Como o próprio trauma, o conflito social é quase inevitável. No entanto, quando ficamos mais interessados em gerar e propagá-los do que em resolvê-los de forma justa, essa disputa serve de combustível para mais danos e riscos, principalmente para os que já correm perigo – o que cria ainda mais traumas. É um círculo vicioso que parece ficar pior a cada dia. Conhecemos esse tipo de dinâmica que se autopropaga na família, no trabalho e nas amizades e que deixa tudo pior para todos.

O trauma, a vergonha e a negligência promovem doença, disfunção e violência. Também configuram nosso diálogo como sociedade e nos impedem de resolver os problemas que causam. O trauma nos empurra a nos afastarmos da vida e uns dos outros, nos joga na direção do medo e da vulnerabilidade e cria marcos falsos que nos guiam para as profundezas lamacentas do isolamento e do sofrimento. Se não tomarmos cuidado e não ficarmos unidos, podemos nos perder num labirinto de vergonha, repetindo escolhas insalubres, sabotando nosso próprio bem-estar e fazendo mal aos outros – outros que sofrem exatamente como nós.

Não decidimos abandonar nosso diálogo cívico e dar as costas aos valores fundamentais de nossa democracia, mas eles estão sob ataque mesmo assim. A penetração das mídias sociais em nossa vida nos capacitou a ficar em casa sozinhos e raramente interagir com os outros enquanto achamos validação para praticamente qualquer ponto de vista imaginável numa arena em que as opiniões mais fortes, mais ultrajantes e, em geral, mais agressivas deixam a maior pegada. E quanto mais furiosos ficamos, menos curiosidade temos por outras opiniões, principalmente as de pessoas que não se parecem conosco e não visitam os mesmos sites de notícias e salas de chat. Em vez de ser sinônimo de riqueza, a diversidade é cada vez mais olhada com desconfiança e animosidade.

Por que tantos de nós estão irritados e frustrados, como chaleiras ferventes sem vazão para o vapor, ribombando de forma ameaçadora e ameaçando explodir? Olho em volta (e no espelho) e vejo que trauma, vergonha e todos os outros cúmplices nos impõem esse modo de ser, nos alienam de nós mesmos, nos deixando zangados e ofendidos. Perdemos a capacidade de conviver conosco e que dirá com os outros. O trauma nubla o espelho e distorce a janela. Então, não conseguimos nos ver como somos e só enxergamos a diferença dos outros como prejudicial. Isso precisa mudar.

CAPÍTULO 9

Males sociais, soluções sociais

Problemas maiores exigem soluções maiores e abrangentes. Embora este livro se concentre principalmente na experiência individual do trauma e em como preveni-lo e aliviar seus sintomas, os fatores sociais discutidos na Segunda Parte exigem claramente algumas sugestões úteis. O que ofereço aqui não é exaustivo, mas espero que você encontre neste capítulo algo que ajude a dar uma base sobre traumas gerados (e vivenciados) socialmente.

ANTÍDOTO *Promover a humildade*

Fico surpreso e assustado quando vejo líderes cujos erros foram comprovados de forma inquestionável duplicá-los e evitar a qualquer custo assumir a responsabilidade por suas ações. A popularidade dessa estratégia cria um ambiente que prioriza o interesse próprio e favorece a agressão em vez da civilidade. O que está havendo com a falta crescente de humildade no mundo?

A humildade nos permite aprender com nossas interações e nos dá a capacidade de negociar. Faz com que se reconheça a humanidade nas pessoas que não se parecem conosco ou que têm crenças que achamos incomuns e estrangeiras. Ela também nos lembra que queimar pontes prejudica a todos. Considerando tudo isso, seria de imaginar que nossos líderes fariam um melhor serviço sendo modelos de humildade para nós.

A razão para não serem tem a ver, em geral, com o modo como confundimos humildade com vergonha. E esse erro importantíssimo se resume ao trauma. Ele nos contamina com raiva, que passa a ser nossa lente para olhar os outros com arrogância e agressão, ou vergonha, que nos faz desviarmos o olhar e nos debatermos para evitar algo temido – como se uma pessoa estivesse se afogando e perdida, em pânico. Mas agitar-se fica indistinguível da agressão, e ambas as atitudes ferem quem estiver por perto. Dessa maneira, nossa dor, seja qual for a forma que assumir, vira uma arma e tende a magoar os outros, e é comum esse rancor assumir a forma de vergonha. Às vezes, é ainda mais grave – separar os pais dos filhos, por exemplo, e pôr as crianças em gaiolas. Seja qual for a aparência da arma, o trauma vence. Quanto mais sofrimento no mundo, mais o ciclo inteiro continua girando e girando, pegando ímpeto pelo caminho.

Só podemos consertar nossos problemas fundamentais quando enfrentarmos isso e nos considerarmos, a nós e aos outros, responsáveis. Como seria estar mais orientado a negociar do que a estar certo? Como exigir que nossos líderes no governo, nos negócios, na religião, etc., assumam uma postura contra o ciclo do trauma e priorizem a humildade e a civilidade? Essas soluções estão prontamente ao alcance, mas, como a maior parte das coisas que queremos mudar na vida, em geral temos que começar conosco.

ANTÍDOTO *Recordar nossos valores principais*

Imagine pessoas que vivem juntas há milhares e milhares de anos. Algumas gerações atrás, o grupo se dividiu em duas tribos que agora se veem como inimigas, sem nada em comum. Como moram em lugares diferentes, uma parte adora o deus do rio; a outra, o deus do sol. Sempre que há seca, o pessoal do deus do rio sequestra alguns adoradores do deus do sol e os afoga. Sempre que há uma inundação, o pessoal do deus do sol rapta alguns adoradores do deus do rio e os queima na fogueira. Apesar desses sacrifícios, as secas e inundações continuam acontecendo. Na verdade, parecem estar piorando. Isso acontece porque não há nenhum deus e nenhum valor nem solução na perseguição. Só há sofrimento, que se multiplica.

Essa não é uma crítica à religião. Em minha opinião, vale seguir a maior parte dos princípios centrais delas, principalmente os que enfatizam compaixão, comunidade e humanidade. Os valores religiosos em si não são o problema, mas passam a ser quando os distorcemos até torná-los irreconhecíveis. O trauma nos leva a fazer isso porque muda nossas concepções e valores e os transforma em armas contra os outros – principalmente os que são diferentes e os que são vulneráveis.

A perseguição é contrária à compaixão, à comunidade e à humanidade, e precisamos tomar consciência de todas as maneiras, gritantes e sutis, em que ela se manifesta. Seja por negar a adultos o direito de se casar, por manter a jornada de trabalho no limite do patamar dos benefícios, por abusar do poder como autoridade pública ou por punir quem foge da devastação do próprio país para buscar refúgio no nosso. Os atos de perseguição social destroem a compaixão, a comunidade e a humanidade que nosso mundo deveria defender. Só o trauma, seus cúmplices e o sofrimento que geram poderiam distorcer tanto os valores da verdade e da dignidade que são nosso direito de nascença e, supostamente, a base de qualquer país que se denomine uma democracia. Somos melhores do que isso; podemos fazer mais.

O câncer, os acidentes de trânsito, os terremotos e os vírus já provocaram trauma suficiente por aí. Se continuarmos criando outros, esse pode ser nosso fim. Felizmente, ainda temos escolha na questão. Só é preciso que gente suficiente diga "Basta!" e se lembre de nossos valores centrais como cidadãos do mesmo planeta. É um antídoto geral, mas que você pode personalizar para si. Se acredita em compaixão, comunidade e humanidade, dê um jeito de pôr esses valores na vanguarda de sua vida, pelo bem de todos.

O ASSASSINATO QUE HOUVE E O ATAQUE QUE NÃO ACONTECEU

Há 25 anos, quando eu estava na fronteira entre a Tailândia e Mianmar, fiquei algum tempo numa pousada que tinha uma clientela variada. Viajantes de toda parte passavam por lá: refugiados da China e do Laos, aventureiros em busca de tesouros, traficantes de drogas e alguns missionários. Certa noite, um hóspede empurrou outro do penhasco acima do rio que separa os dois países. Mais tarde, o sujeito foi descoberto furtando dinheiro do quarto da pessoa que havia jogado no precipício.

Quando descobriu, o dono da pousada correu para procurar a vítima. Era possível sobreviver à queda do penhasco, disse ele, mas as águas arrastariam a pessoa, que precisaria de ajuda. Eu me vi na traseira da motocicleta do dono, correndo rio abaixo para ver o que poderíamos fazer.

Quando chegamos e descemos da moto, estávamos vasculhando a margem do rio havia alguns minutos quando o dono da pousada me jogou no chão com força suficiente para me tirar o fôlego. Fiquei lá na lama, tentando recuperar a respiração, e, quando olhei, o dono estava ali a meu lado. Ele me fez um gesto para ficar calado e absolutamente imóvel, e então sussurrou uma coisa que provavelmente eu deveria saber antes de partirmos; eu estava mirando a lanterna na margem oposta do rio, e, no passado, isso fora suficiente para as sentinelas de Mianmar atirarem para matar. Foi por isso que ele me derrubou: para salvar minha vida.

Nunca achamos a vítima. Depois que voltei aos Estados Unidos, soube que tinha morrido; seu corpo fora encontrado rio abaixo. Sua morte resultou da fria desumanidade, mas minha sobrevivência naquela noite pode ter sido fruto da disposição do dono de arriscar a vida para me salvar. Nunca soube de mais nada sobre o assassino, mas imagino que a história de seu trauma tenha um alcance muito grande, assim como tudo que sua ação provocou: a dor física e mental do homem que ele empurrou do penhasco, a perda que se seguiu para sua noiva (ela era refugiada e dependia de seu apoio), o pesar e a confusão da família da vítima, etc., etc. Trauma vem de trauma; trauma gera trauma.

REFLEXÃO Alguém já arriscou a vida para salvar a sua? Você já se pôs em risco para proteger os outros? Faria isso de novo? Por quem você se sacrificaria? Por quem não se sacrificaria?

ANTÍDOTO ***Abrir-se aos outros***

Quanto mais vulneráveis as pessoas, mais difícil pode ser sua recuperação do trauma. Aqueles a quem a sociedade nega direitos ou discrimina enfrentam obstáculos adicionais quando pedem ou recebem ajuda num mundo onde o preconceito é abundante e a assistência competente, escassa. Os que vivem com privilégios podem ajudar os que têm menos, principalmente os que sofrem com o racismo. Um passo para isso é se esforçar ao máximo para entender que a experiência de vida deles é muito diferente da sua, abrir-se à sua sensação generalizada de vulnerabilidade e senti-la como se fosse sua.

Recentemente, vi no noticiário o clipe de um homem negro exprimindo seu desespero e medo pela segurança do filho. Estava com dificuldade de dormir porque temia que o menino levasse um tiro simplesmente pela cor da pele. É fácil dar as costas ao sofrimento dos outros, principalmente quando o observamos pelo computador ou pela televisão, e mais ainda quando não nos identificamos com a pessoa. Nesse caso, sou branco e não sinto medo de que minhas filhas sejam mortas por causa de racismo. Em certo sentido, não tenho nada a ver com esse homem. Mas, se conseguir acessar nossa humanidade em comum e fazer o máximo para me abrir para sua experiência, esse é um passo para aumentar a compaixão, a comunidade e a humanidade no mundo e reduzir a devastação do trauma.

ANTÍDOTO *Controlar o medo*

Quando parece haver tanta má notícia no mundo, é fundamental nos permitirmos sentir isso sem permanecer num estado constante de medo. Essa é mais do que uma questão individual, porque nosso sistema nervoso afeta o dos outros, o que é útil lembrar quando se trata de nossos filhos, cônjuges, pais, amigos e membros da comunidade. Todos temos nossos limiares e, depois de certo ponto, o excesso de ansiedade causa efeitos deletérios. Enquanto escrevo isso, o mundo ainda luta com a pandemia de Covid-19; milhões de pessoas foram infectadas, centenas de milhares, só nos Estados Unidos, morreram dessa doença (quase um quarto das mortes no mundo são nos Estados Unidos).

A ansiedade que a Covid-19 gerou se espalhou ainda mais depressa do que a própria doença, e os problemas adicionais criados pelo medo causam ainda mais estresse numa sociedade já traumatizada. Eis algumas ideias para aliviar a pressão desse medo e controlá-lo da melhor maneira possível:

- **MANTENHA ROTINAS SAUDÁVEIS OU CRIE NOVAS.** Pratique o autocuidado dormindo o suficiente, se exercitando e tendo uma alimentação saudável.

- **REDUZA A EXPOSIÇÃO.** É fácil atiçar as chamas do medo; é muito mais difícil apagá-las quando estão altas. Conheça seus limites no que diz respeito à exposição à mídia, a conversas estressantes e a padrões de pensamento negativos.

- **CONCENTRE-SE NO QUE É IMPORTANTE.** Reflita sobre o que é mais importante para você e deixe o resto para lá. Avalie seus valores e que comportamentos se alinham a eles. Faça o possível para passar o máximo de tempo por dia alinhado ao que é mais importante para você.

- **PEÇA AJUDA.** Nenhum de nós tem que fazer tudo sozinho. Compaixão, comunidade e humanidade também significam pedir auxílio aos outros e permitir que o ajudem. Quando o medo começa a cobrar seu preço, faça contato com familiares, amigos e quaisquer serviços e entidades de assistência de saúde mental de sua comunidade em que você confie.

ANTÍDOTO *Evitar soluções rápidas*

A maioria de nós está acostumada a respostas na ponta dos dedos; quando um problema se apresenta, esperamos uma solução fácil. No capítulo 6, falei do resultado prejudicial dessa tendência na assistência médica, mas a verdade é que a maioria é suscetível demais a recorrer a soluções de curto prazo para problemas complexos. No fim, as medidas não funcionam, e ficamos com mais dificuldade do que no princípio.

Temos fome e pegamos a junk food mais próxima/mais barata. A fome vai embora por algum tempo, mas o hábito constante torna mais prováveis a obesidade, a doença cardíaca e o diabetes. Observamos com horror a mídia nos mostrar mais uma história de crianças matando colegas na escola e nos lançamos em debates sobre o direito de ter armas que nada fazem para assegurar a segurança futura de nossos filhos. Gastamos dinheiro antes mesmo de ganhá-lo, despencando em cada vez mais dívidas e assegurando que nunca ganharemos o suficiente para sair delas. Encontramos pessoas com opiniões e abordagens da vida diferentes das nossas, mas, em vez de fazer contato com interesse e curiosidade, nós as calamos, as insultamos ou desprezamos, e, em alguns casos, negamos seus direitos básicos. Aceitamos a isca e compramos coisas que nunca quisemos comprar ou lemos a mesma notícia angustiante várias e várias vezes em embalagens diferentes.

Às vezes, é útil fazer um inventário de nossas ações e nos reajustar. Não importa o estressor que você enfrenta: faça o possível para analisar se as opções em que está pensando vão mesmo resolver o problema mais adiante. Cuidar de nós e dos outros, assim como do mundo, exige que reexaminemos de vez em quando nossas ações e crenças. Isso ajudará a aliviar o trauma que compartilhamos e impedir que novos ocorram no futuro.

TERCEIRA PARTE

Manual do proprietário do cérebro

Miríade de estrelas giram pela noite,
ardendo sobre o arrebol.
Mas em ti há a presença do que será,
que dura mais que um sol.
– RAINER MARIA RILKE, *BUDDHA IN GLORY*

CAPÍTULO 10

O que o trauma faz com o pensamento

Com 30 e poucos anos, eu tinha terminado cinco anos de faculdade em quatro instituições de dois países; também me formara na faculdade de Medicina e fizera residência hospitalar em Psiquiatria e Neurologia. Foi preciso toda essa experiência para eu perceber que só então aprendia um conjunto de lições que deveria saber desde o ensino fundamental.

Uma descrição desse conjunto de lições seria muito parecida com o conteúdo deste livro. Incluiria a importância do afeto, do sentimento e da emoção (mais sobre eles no capítulo 11), além de como esses três fatores conseguem anular a lógica, mudar nossa memória e até alterar o significado das lembranças. Abrangeria uma explicação de como o trauma é contagioso, além de seu papel como maestro invisível de uma vasta orquestra de infelicidade. Os aprendizados também revelariam de que modo a vergonha e seus cúmplices sequestram o cérebro e elucidariam de que modo o trauma abre caminho para a depressão, o vício, o isolamento causado pelo medo e os ciclos de violência que se expandem do lar para a comunidade, para o país e para o mundo. Essas são apenas algumas coisas que acredito que as crianças deveriam aprender desde pequenas – de um jeito adequado à idade, é claro. Eu as chamaria de "Manual do proprietário do cérebro".

LÓGICA, EMOÇÃO E MEMÓRIA

Gostamos de pensar que somos criaturas principalmente lógicas, mas a verdade é que temos sistemas complexos no cérebro, tanto para a lógica quanto para a emoção. As informações têm que ser integradas para tomarmos decisões, e, quando os sistemas dizem a mesma coisa, fica bem fácil decidir. Seria como duas pessoas que escolhem um sabor de sorvete, um só, para dividir – se as duas querem o mesmo, não há problema. E quando elas discordam? É aí que a situação fica interessante.

Em última análise, a emoção tem raízes mais profundas no cérebro do que a lógica, porque nossos aspectos emocionais são evolutivamente mais antigos. Isso significa que, em questões importantes, se o cérebro estiver contando dois votos, um da lógica, o outro da emoção, o padrão é ir com o segundo. Quando alguém que amamos está preso num prédio em chamas, a lógica nos diz que entrar é uma má ideia, enquanto a emoção nos impele a ir lá correndo. É por isso que todos ouvimos histórias de pessoas que arriscam a vida pelos outros, mesmo quando a probabilidade está contra elas.

É claro que o cérebro tem mais nuances do que uma simples tomada de decisão do tipo "tudo ou nada". Se puder, ele fará o possível para integrar lógica e emoção. No exemplo do sorvete, se a lógica quiser chocolate e a emoção, baunilha, a pessoa pode muito bem sair da sorveteria com uma bola de cada (ou uma bolinha de chocolate e uma bolona de baunilha, para que a emoção leve a melhor). Se não houver meio-termo claro, o cérebro pode permitir que a lógica pense que comanda o show até que a real decisão seja tomada, mas a emoção está furtivamente no controle o tempo todo. A lógica apresenta sua defesa: não tomamos sorvete de chocolate faz tempo, e todo mundo diz que aqui eles fazem o melhor da cidade. Ao fundo, a emoção sussurra que o chocolate engorda mais e que costuma provocar náusea na hora de dormir, embora talvez não seja verdade. O cérebro já ficou do lado da lógica nesse momento – seu argumento é bastante convincente –, e, no caminho até a sorveteria, começa a pensar em outras coisas. Aí a pessoa vai até o balcão e, sem pensar, pede duas bolas de baunilha.

O trauma muda nossas emoções; as emoções alteradas determinam nossas decisões.

O que aconteceu? Basicamente, a emoção ficou cochichando ao fundo o tempo todo, apertando todos os botões de baunilha que conseguiu encontrar, e, na verdade, o cérebro escuta o que ela está dizendo sob a superfície da consciência. É assim que ela consegue o que quer, sem nos darmos conta de que ela é convincente ou de que modo exerce seu poder.

É aí que a vergonha e os outros cúmplices do trauma entram em cena sem sabermos, porque eles influenciam diretamente nossas emoções, que são quem manda na tomada de decisões, e não a lógica, como costumamos pensar. Talvez não nos candidatemos àquele ótimo emprego porque ficamos com medo do fracasso, ou não convidemos alguém para sair (que está claramente disponível e interessado) porque nossa autoconfiança está no lixo, ou mesmo paremos de cuidar de nós (comer direito, nos exercitar, dormir bem, etc.) porque não acreditamos que merecemos nos sentir bem e saudáveis. O trauma muda nossas emoções; as emoções alteradas determinam nossas decisões.

Tive uma paciente – uma moça muito inteligente e encantadora – que recusou uma bolsa universitária para ficar com o namorado. O rapaz bebia demais, a agredia verbalmente e, às vezes, fisicamente, e a convencia de que a culpa era dela. Quando conversamos sobre o relacionamento e a decisão dela de ficar com ele apesar de outras oportunidades, ela soou muito calma e lógica. O trauma e a vergonha tinham sequestrado seu cérebro para convencê-la de que ela nunca encontraria ninguém mais legal e que, de qualquer modo, não merecia uma vida melhor. Foi muito sensato para ela recusar a oportunidade e ficar onde estava, abrindo mão, em essência, de qualquer esperança de um futuro e um relacionamento melhores.

Infelizmente, há muito mais nessa história. Eu conhecia essa moça havia muito tempo. No início da vida, ela se empolgara com seu potencial e com todas as coisas que conseguiria na vida e tinha uma autoimagem saudável. Gostava de si mesma por todas as boas qualidades que os outros apreciavam nela – era inteligente, engraçada e bondosa. Então, em plena adolescência, alguns fatores do relacionamento dos pais os levaram a negligenciá-la, e ela começou a receber a mensagem de que não merecia o tempo e a atenção deles. Os dois pararam de monitorar o paradeiro e as atividades da filha, e ela também passou a se preocupar menos com essas questões. Começou a correr riscos em que antes jamais pensaria, e algumas pessoas predadoras da escola se aproveitaram dela. Depois de uma série de ataques sexuais, ela se considerou destruída; pior ainda, se convenceu de que a culpa era dela.

Essa moça esqueceu como se sentia antes. A menina com tanta esperança no futuro era agora perseguida por pensamentos e emoções que a convenceram de outra coisa. Não foi só que não achasse que merecia ser bem tratada; essas novas ideias e emoções diziam que ela não merecia *não ser magoada*. A moça que conheci adolescente agora está morta. Ela não se suicidou – não exatamente. Mas parou de cuidar de si e se viciou em drogas, e isso aumentou drasticamente a probabilidade de morrer "por acidente".

Não a considero responsável pelas mudanças nem pelo abandono do autocuidado. Em vez disso, acuso o trauma e uma sociedade que finge não ver quando ele se desdobra em padrões previsíveis, inclusive na nossa tendência de culpar as vítimas pelo sofrimento. Nós nos acostumamos com a ideia impiedosa de que é assim que as coisas são – que algumas pessoas estão destinadas a acabar desse jeito –, mas não acredito nisso. A morte dessa mulher era inteiramente evitável. Não pode ser desfeita, mas espero fazer alguma justiça a ela e a outros que sofreram destino semelhante. E tudo começa quando se olha o trauma de frente e se interrompe essa terrível loucura.

VENDAS COGNITIVAS

Entre as consequências mais assustadoras do trauma estão as vendas que ele constrói em segredo no cérebro para nos roubar. Imagine que um ladrão erga um muro gigantesco na frente de uma casa e depois o pinte para se parecer exatamente com a fachada da casa. Os passantes pensam que é o mesmo lugar e que tudo está bem, enquanto o ladrão opera atrás da fachada para roubar o imóvel real. O trauma é o ladrão, e as vendas são o muro que ele cria diante do que quer.

Em geral, pensamos em vendas no sentido visual, mas estou usando a palavra aqui para descrever como certos conhecimentos são murados no cérebro, tanto que nem conseguimos nos lembrar de que existiam. Tipicamente, não vamos procurar coisas que não sabemos que existem. É assim que perdemos a consciência de que somos boas pessoas, que merecemos ser felizes, que deveríamos esperar ser tratados com bondade e que não temos que suportar nenhum tipo de abuso. Na mente, pensamos que sabemos tudo de antes, que só continuamos aprendendo cada vez mais coisas, mas não é assim que funciona com o trauma.

Nós, que sofremos com o trauma, temos, invariavelmente, algum tipo de venda cognitiva.

Lembra-se do mapa que mencionei no capítulo 5? Achamos que estamos olhando o mesmo que usávamos antes, mas não fazemos ideia de que informações fundamentais foram apagadas. Na verdade, o guia foi falsificado para nos atrair até onde estão os dragões, e não temos a mínima ideia de que isso aconteceu. Já é bastante difícil percorrer a vida, mesmo com os caminhos mais úteis e exatos. Acrescente vendas cognitivas à mistura, e nossa probabilidade começa a despencar, principalmente porque algumas ameaças mais graves à nossa segurança e bem-estar são aquelas que normalmente não enxergamos.

Recentemente, visitei um museu ferroviário com minhas filhas e vimos uma exposição que reforçava a importância de sempre olhar para os dois lados e escutar antes de atravessar as linhas do trem: preste a máxima atenção, olhe para a direita e para a esquerda, desligue o rádio para ouvir melhor, etc. A lição abrangente era nunca atravessar os trilhos sem ter certeza absoluta de que não há um trem vindo em sua direção, o que me pareceu um bom conselho. As consequências de perder determinadas informações são catastróficas.

Nós, que sofremos com o trauma, temos, invariavelmente, algum tipo de venda cognitiva. Isso pode dificultar ainda mais nos desviarmos dos riscos da vida – do tamanho de trens ou não –, e cabe a nós aprender que tivemos o cérebro mudado e que facetas importantes do mundo (inclusive determinadas lembranças) foram escondidas. Há várias maneiras de fazer isso: refletir (como alguns exemplos oferecidos neste livro), discutir nossas experiências e percepções com os outros (amigos de confiança, por exemplo) e buscar auxílio profissional quando necessário.

É fundamental operarmos com uma visão precisa e ampla de nós mesmos e do mundo que nos cerca. Precisamos nos libertar dos muros convincentemente pintados que parecem os tesouros que o trauma nos roubou. Necessitamos dessas preciosidades. E também de nos libertar das ameaças que o trauma nos lança por trás da barreira que constrói, sinais que nos dizem que não somos bastante bons, que as pessoas não gostam de nós, que merecemos nos magoar ou que nunca vai dar certo.

Há incontáveis maneiras de as vendas cognitivas nos convencerem de que a vida não é o que esperávamos que fosse. O trauma nos faz esquecer, nos faz lembrar das coisas erradas e nos desvia para caminhos que, para começar, nunca quisemos percorrer. O segredo para se contrapor a isso é aprender a impedir que novas vendas lancem raízes e destruam as que já foram construídas dentro de nós.

QUEM PÔS MINHA PACIENTE NOS TRILHOS DO TREM?

A pessoa ao telefone me perguntou se eu sabia quem a tinha posto nos trilhos do trem. Eu não sabia responder à pergunta, feita com urgência considerável.

Logo soube que minha paciente fora encontrada deitada entre os trilhos. Não tinha nenhuma lesão que indicasse um golpe na cabeça, mas estava inconsciente quando foi achada. Um rapaz que corria numa trilha próxima a viu e, temendo que estivesse morta, estendeu a mão para tocá-la. Isso a fez se sentar alarmada e gritar por socorro. O homem chamou ajuda e fez o possível para acalmá-la, mas até a polícia ficou perdida quando chegou. Enquanto esperavam a ambulância, alguém lhe emprestou o celular, e minha paciente ligou para mim.

"Quem me pôs nos trilhos do trem?", perguntou ela.

Como disse, eu não soube o que responder. Não é que eu não soubesse a resposta, e tinha bastante certeza de que ela também sabia. Foi ela.

Ela era uma mulher de mais idade, tímida e gentil. Era o tipo de pessoa que sumia facilmente ao fundo aonde quer que fosse, e não por acaso. Esconder-se – inclusive em plena luz do dia – se tornara uma segunda natureza para ela. A mulher sofrera muitos traumas na vida e suas tribulações começaram cedo. Camuflar-se se entranhara como estratégia de sobrevivência quase desde o nascimento. Minha paciente criou para si uma existência pacífica, mas marcada por terror e fuga, às vezes sem aviso e, em certas ocasiões, com grande perigo. Ser encontrada inconsciente nos trilhos do trem foi um desses episódios.

"Quem me pôs nos trilhos do trem?", repetiu ela.

Eu sabia que não adiantaria lhe dizer a verdade. Ambos conhecíamos sua história, mas não havia como ela aceitar minha resposta. Eu trabalhava para ajudá-la a perceber que era um ser com uma só mente, por mais que às vezes parecesse fragmentada, e estava fazendo alguns avanços. Ela se empenhava com afinco na terapia e, em geral, demonstrava tremenda bravura ao se permitir ficar tão vulnerável. Era outra história quando sofria um gatilho, o qual, assim como o terror e a fuga subsequentes, era absolutamente imprevisível. Às vezes, vinha de um evento compreensivelmente relacionado, como ler uma notícia sobre alguém que tinha sido violentamente atacado; outras vezes, parecia inócuo – ver uma criança de cara triste, por exemplo. Sempre que isso acontecia, sua noção do eu se estilhaçava em múltiplos pedaços.

Havia várias outras pessoas que minha paciente poderia se tornar, e todas elas eram partes separadas de si mesma. Uma delas tinha um medo terrível e se escondia em armários e embaixo da cama, nunca saindo de casa para nada. Outra comia tudo o que via pela frente. Ela não se preocupava muito com essas duas, mas algumas outras eram incrivelmente resistentes a qualquer esforço de integração. Uma era zangada e punitiva. Dizia coisas abomináveis, inclusive que ela não merecia viver. A outra parecia extremamente protetora. Acalmava-a dizendo que ficaria muito mais segura se não estivesse viva.

Era isso que ela estava me perguntando. Ela queria saber qual dessas partes dela a pusera nos trilhos do trem. Queria desesperadamente, e naquele momento. Queria descobrir qual culpar pelo incidente.

Quis consolá-la naquela hora e conversar mais tarde sobre o que tinha acontecido. Minha ideia era explorarmos o gatilho, o que ele causara e o que poderíamos aprender com isso para ajudá-la no futuro. Não queria que ela culpasse ninguém porque isso significaria descontar numa parte sua.

"Sinto muito", lamentei, e repeti isso várias vezes. Eu disse como se falasse sério, e falava. Ela protestou que eu não estava respondendo à pergunta, e continuei dizendo o mesmo. Não sei se era a coisa certa, mas mesmo assim continuei dizendo que sentia muito. Dali a algum tempo, ela parou de falar e começou a chorar baixinho. Foi a primeira vez que senti uma conexão genuína com ela.

Nossa mente é incrivelmente complexa. Trazemos dentro de nós muitas maneiras diferentes de nos conhecer e entender o mundo que nos cerca. Quando somos saudáveis, podemos entrelaçar tudo isso numa noção coerente de eu, capaz de acessar um conjunto igualmente coerente de escolhas comportamentais para se orientar pelo mundo. É difícil, mas em geral conseguimos.

Acrescente o trauma ao quadro e isso muda a história toda. Fica mais difícil nos concentrar, e o foco que conseguimos é filtrado pela lente dos afetos, sentimentos e emoções negativos. Como em minha paciente, o trauma no início da vida pode rachar a lente e estilhaçar toda noção coerente do que significa ser humano.

REFLEXÃO Todos temos vários aspectos. Podem não agir como personalidades separadas, mas muitas vezes parecem ter pautas concorrentes difíceis de conciliar. Quais são seus pedaços? Que personagens ou vozes você encontra dentro de si que às vezes dificultam viver do jeito que você prefere? Como o trauma pode ter influenciado o modo como esses aspectos falam com você?

A VITIMIZAÇÃO E A MENTALIDADE DE VÍTIMA

Infelizmente, muitos de nós se qualificam como vítimas. Falo no sentido jurídico, em que uma pessoa é atacada ou prejudicada por outra. Essas pessoas merecem proteção, não só pelo crime cometido contra elas, mas também pelo trauma subsequente. Às vezes, ser vitimizado é uma mera inconveniência (como na ocasião em que quebraram a janela de meu carro e furtaram minha fita preferida de Mozart) e às vezes é muito, muito pior (como a paciente mencionada no capítulo 1, que foi estuprada ao sair da festa do amigo). Quero deixar claro que esse não é o tipo de vítima ou de vitimização a que me refiro aqui.

Quantos de nós sofrem com uma narrativa constante de diálogo interno negativo?

Em vez disso, quero discutir como as pessoas podem se tornar vítimas no sentido psicológico, como quando concluem que o mundo está categoricamente decidido a persegui-las. É claro que, às vezes, essa ideia resulta do trauma como uma manifestação das vendas cognitivas. Consideramos tudo ao redor fundamentalmente perigoso, e nossas vendas só nos mostram onde isso é verdade. É aí que a *abstração seletiva* entra em jogo.

Imagine que tudo em seu dia deu certo – seus filhos realmente lhe deram ouvidos, todo mundo ralou bastante no trabalho, o trânsito na volta para casa estava tranquilo e seu cônjuge estava com sua refeição favorita à sua espera quando você cruzou a porta. Pense no que for bom para você. Agora, imagine que algo no jantar dê errado – você quebra seu copo ou prato predileto, por exemplo. A abstração seletiva se atira sobre o infortúnio e começa a tecer uma nova história, convencendo você de que, afinal de contas, o dia não foi tão bom assim, que você é um imbecil que sempre estraga tudo e que nada dá certo na sua vida. Todos os momentos positivos até então ficam encobertos por essa nova versão, que só fala do terrível destino que com certeza o aguarda. É a isso que me refiro como mentalidade de vítima.

Um dos aspectos mais insidiosos dessa mentalidade é a fabricação de provas que não existem. Podemos listar, por exemplo, todas as ocasiões em que fomos desdenhados no trabalho, enquanto ignoramos os muitos elogios e triunfos, dizendo-nos que estamos simplesmente destinados a falhar na carreira. Em essência, criamos um novo mito sobre nós, que sempre envolve monstros e forças misteriosas fora de nosso controle. Esse é o golpe de mestre do trauma: nos convencer de que nosso destino é ser destinatários de mais traumas (da ira de Deus aos caprichos do destino ou à crueldade das pessoas em quem depositamos nossa confiança).

Já seria terrível se as pessoas que sofrem com esse tipo de mentalidade evitassem apenas se engajar totalmente na vida, mas, em geral, é bem mais prejudicial. A vítima internalizada exige um perseguidor internalizado, e é esse aspecto persecutório da mente traumatizada que confirma os vieses negativos contra nós e se envolve com a autossabotagem. Quantos de nós têm perseguidores morando dentro de si? Quantos sofrem com uma narrativa constante de diálogo interno negativo? Quantos aceitam problemas passíveis de prevenção como se fossem predeterminados? Quantos dizem "bem feito!" sempre que algo doloroso lhes acontece? Não fazemos isso porque gostamos de sofrer, mas porque o trauma nos enganou para aceitarmos uma história falsa sobre o mundo e sobre quem somos nele.

Quando começamos a viver com montes de vendas e com menos fronteiras para nos manter seguros, há por toda parte ameaças à nossa saúde e felicidade. Em geral, elas não assumem a forma dos monstros que nossas histórias podem nos dizer que estão bem ali à nossa espera; em geral, são mais parecidas com cigarros e álcool, oportunidades perdidas, dirigir com imprudência, faltar a exames e consultas médicas e assim por diante. A maioria dessas intimidações é evitável, mas o trauma nos convence de que não temos muita escolha na questão.

Pode ser difícil combater de frente as narrativas forjadas pela mente, mas, se entendermos como o trauma encena esse tipo de venda, fica bem mais fácil não aceitar o pesadelo. A vida já é bem difícil sem nos convencermos de que nunca vai melhorar. Podemos aprender a reconhecer quando verdades impostoras trabalham para disseminar o vírus do trauma em todo lugar que olhamos, e podemos combatê-las com os antídotos certos.

ANTÍDOTO *Mudar o canal*

A vida já é bastante estressante sem termos que lidar com um cérebro que se deixa levar por si mesmo e muitas vezes, quando está tomado pelo trauma, se recusa a largar temas angustiantes que encontra pelo caminho. Podemos nos enredar em circuitos cognitivos intermináveis ("Vou perder meu emprego. E agora, o que fazer?"), como se reciclar o mesmo pensamento repetidamente ajudasse a resolver problemas. Nessas situações, os centros de ansiedade assumem o controle, confiscam nosso diálogo interno e começam a elevar o nível de afetos, sentimentos e emoções negativos. Felizmente, podemos aplicar algumas técnicas práticas para mudar o canal.

- Um conjunto de táticas envolve voltar a atenção para coisas mundanas, interessantes ou humorísticas. Entre os exemplos, notar o máximo possível de detalhes num relógio de parede, assistir a um documentário envolvente ou rever nosso filme favorito da adolescência. Essas opções podem deter o trem de carga dos pensamentos que poderia vir com tudo e bloquear as ideias produtivas e até o sono de que precisamos. Depois que o ímpeto muda, em geral conseguimos desviar os pensamentos com mais facilidade do que antes.

- Se não der certo, podemos voltar nossa atenção para algo desagradável ou pernicioso. Essa opção não é tão divertida, mas pode ser muito eficaz para fazer os pensamentos atuais pararem, por mais teimosos que sejam. Um exemplo é fazer uma playlist só de músicas que você odeia. Embora torturante por si só, essa técnica torna quase impossível prestar atenção em outra coisa, e é um método muito eficaz para apertar o botão de reset da mente.

- Se precisa de algo um pouco mais drástico, em geral enfiar a cabeça em água fria resolve. Essa técnica provoca o chamado *reflexo de mergulho dos mamíferos*, conhecido não só por interromper pensamentos, mas também por promover uma sensação de calma.

É inevitável que nosso cérebro se empolgue e fique preso num só canal por mais tempo do que queremos, mas também é verdade que podemos agir para resolver.

MINHA TEMPESTADE LÍMBICA

O choque e a tristeza que me atingiram depois do suicídio de meu irmão queimaram tudo pelo caminho. Fiquei furioso comigo e minha autoconfiança foi atingida. Eu me preocupava com os outros o tempo todo, principalmente com medo de perdê-los.

Ficava ansioso, perseguido por todo tipo de apreensão e frustração. Em resumo, o trauma de perder meu irmão mudou completamente meus pensamentos.

Posso atestar a facilidade com que o trauma cria uma paisagem interna ameaçadora, nos deixando desconfiados do mundo exterior e com dúvidas sobre nosso lugar nele, enquanto damos mais ênfase às lembranças negativas e nublamos tudo de positivo que tentamos recordar. Ele é como o gigante no outro lado da gangorra: nos deixa presos, perdidos, sem contato com nenhuma noção de terra firme.

Mesmo assim, com ajuda e autocuidado, podemos virar a gangorra de volta à terra. Para mim, isso também envolveu confiar numa noção de bondade inata e acreditar que era honroso, valioso e bom me dedicar a ajudar os outros. Foi o que me levou a mudar a direção de minha vida e me candidatar à faculdade de Medicina.

CAPÍTULO 11

O sistema límbico

Nosso corpo é composto de diversos sistemas que realizam as várias funções necessárias para a vida. O sistema responsável pelo movimento nos permite andar, pegar um copo d'água, respirar ou ajustar o tamanho da pupila para permitir a entrada de luz. Já o endócrino, por exemplo, controla os hormônios na corrente sanguínea que levam milhões de mensagens diferentes pelo corpo.

O sistema de que quero falar neste capítulo se espalha por muitas áreas vitais do cérebro e tem mais a ver com a emoção. As questões lógicas são importantes para o ser humano – contar e entender instruções para ir de um lugar a outro, por exemplo –, mas nossa experiência de vida é definida pelo sistema límbico. A lógica pode preencher partes de nossa história, mas o âmago da existência está enraizado no sistema límbico – em nossa alegria, orgulho, tristeza, vergonha, etc.

Não surpreende, portanto, que o sistema límbico seja fundamental para formar e armazenar lembranças, que nos mostram como nos tornamos quem somos. As partes do cérebro que determinam nossa memória integram o sistema límbico, que decide o que é importante na vida – o que lembramos e como nos lembramos. Sempre que pensamos em nossa vida interligando nossas lembranças – sorrindo, fazendo careta, chorando ou rindo enquanto isso – temos uma experiência profundamente límbica. As emoções formam lembranças, e as lembranças evocam emoções.

Os americanos que estavam vivos quando o presidente John F. Kennedy foi assassinado em Dallas quase sempre se lembram de onde estavam quando ouviram a notícia. O mesmo acontece com os ataques de 11 de setembro. Nosso cérebro codifica todo tipo de memórias, mas elas tendem a permanecer nítidas por muito mais tempo quanto mais negativo o evento tiver sido para nós. Isso faz muito sentido quando pensamos pela lente da aptidão evolutiva. Pode não importar para minha sobrevivência futura onde eu estava quando o 11 de setembro aconteceu (minha antiga quitinete), mas pode ser útil lembrar o ambiente onde fui assaltado, para evitar problemas no futuro.

Ainda bem que não são só as coisas ruins que nos fazem registrar lembranças tão fortes. Minha avó paterna costumava contar que, em criança, tinha sido acordada pelos pais para sair e bater panelas quando a Primeira Guerra Mundial acabou. Foi um evento tão excepcional para ela – fazer barulho no meio da noite, com o bairro inteiro participando alegremente – que ainda recordava com encanto mais de setenta anos depois. Todos temos lembranças claras de coisas positivas também: o dia em que o filho nasceu, o retorno de uma pessoa amada da batalha, a notícia de que a quimioterapia está dando certo.

O sistema límbico se preocupa bastante com o poder das emoções que determinam a força de nossas lembranças, mas não sem vieses. Claro, o que mais valorizamos na vida é importante, mas recordar as coisas ruins é que vai nos manter vivos. Nós, seres humanos, e nossos ancestrais imediatos vivemos como caçadores-coletores durante centenas de milhares de anos. Sempre que entrávamos em um novo vale ou floresta, era bom lembrar quais frutas, raízes e cogumelos eram mais gostosos, mas era absolutamente vital recordar quais provocavam vômito e diarreia.

Isso explica por que o trauma afeta tão profundamente nossa memória. O sistema límbico tenta nos proteger, mas essa defesa pode ficar tingida de medo e vergonha. Sem o sistema lógico em jogo, a memória pode ser distorcida em crenças que, simplesmente, não são verdadeiras. Supõe-se que essa tendência é para nos fazer bem, mas com demasiada frequência resulta em infelicidade e faz mal à saúde.

AFETO, SENTIMENTO E EMOÇÃO

Essas três palavras costumam ser usadas de forma intercambiável, mas quero separá-las para ilustrar como o trauma atua sobre o sistema límbico. Vamos começar com o afeto, a experiência interna sem nossa escolha consciente sobre a questão. Ele aparece automaticamente e pode assumir o controle do cérebro e do corpo. Sem dúvida, podemos vivenciá-lo a partir de eventos positivos, como dobrar uma esquina e ver alguém de quem gostamos muito; a onda de felicidade súbita é uma surpresa agradável. Seja o que for que estava no cérebro antes – a lista do supermercado, por exemplo – some imediatamente e é substituído por aquela alegria que nos muda da cabeça aos pés. Essa mudança pode durar apenas alguns minutos, mas também pode animar nosso espírito durante dias.

Nosso cérebro foi construído para funcionar depressa porque o mundo que nos cerca é rápido demais.

Embora as mudanças positivas do afeto sejam maravilhosas, as negativas são outra história. Além de outras transformações físicas, afetos ruins, como o medo e a vergonha, preparam os mecanismos cerebrais da memória para registrar o evento, de forma a favorecer a segurança e a sobrevivência. Quem já foi envergonhado em público na escola consegue se identificar. Imagine que você esteja resolvendo um problema de matemática na frente da turma inteira. Enquanto trabalha no quadro-negro, deixa o giz cair sem querer e, quando se abaixa para pegá-lo, sua calça se rasga. Todo mundo aponta para você e ri. Além de ser muito mais provável que você recorde a experiência embaraçosa, também é bem possível que queira evitar aquela sala de aula específica e talvez até trabalhar na frente dos outros em geral. Parece um exemplo bobo, mas imagine como o fluxo daquele afeto inicial (vergonha) e as lembranças resultantes podem fugir ao controle, principalmente para uma criança. Em vez de lembrar que resolveu muito bem a tarefa e ganhou a aprovação da professora, você recebe tudo de que uma criança precisa para desenvolver o medo de falar em público.

Em seguida, o *sentimento* ocorre uma fração de segundo depois do afeto e se refere a como nós o identificamos. No exemplo anterior, poderia ser "as pessoas sempre riem de mim" ou "ninguém gosta de mim". A emoção acontece de imediato após o sentimento e amplia a experiência para incluir os outros. Talvez um dos garotos que riem na primeira fila – um colega que já foi legal – seja de uma etnia, gênero ou faixa de renda diferente. Nesse caso, a emoção pode tentar nos convencer de que essa pessoa específica está relacionada diretamente com nosso afeto da vergonha e com os sentimentos resultantes sobre nós mesmos. É assim que as emoções negativas podem resultar em preconceito (ou fortalecê-lo), culpa ("minha mãe não deveria ter me obrigado a usar essa calça") ou outras generalizações ("Deus está me castigando").

O afeto leva ao sentimento; o sentimento leva à emoção. Essa cascata evoluiu para aumentar nossa sobrevivência, mas hoje pode causar mensagens distorcidas que não nos beneficiam no futuro. Esse é o sistema límbico em ação. A segurança e a sobrevivência a qualquer custo significam que lógica, visão clara e lembranças abrangentes e exatas ficam para trás com demasiada frequência.

Nosso cérebro foi construído para andar depressa porque o mundo que nos cerca é rápido demais. Ele usa atalhos e dá saltos automáticos, evitando que tenhamos que parar e pensar sobre cada coisinha que acontece em nosso ambiente. Isso também ocorre com atividades diárias nas quais não prestamos muita atenção – escovar os dentes, por exemplo. Se tivéssemos que planejar cada passinho envolvido no processo – encontrar a escova, pegá-la, espremer a pasta necessária, abrir a boca e assim por diante –, provavelmente limparíamos os dentes com muito menos frequência e teríamos muito mais cáries, porque exigiria trabalho demais. Se você for como eu, é comum acabar a higiene sem ter qualquer consciência da ação. Na verdade, é provável que você passe esse tempo pensando em uma dúzia de coisas diferentes. Naqueles poucos minutos (dependendo de sua meticulosidade nos cuidados), seu cérebro toma centenas de decisões pelo caminho, mas você não precisa ter consciência deliberada de nenhuma delas.

Infelizmente, o trauma tem muito a dizer sobre o modo como nosso sistema límbico e a cascata de afeto-sentimento-emoção atuam em nossa vida. Aonde vamos, com quem falamos, quem evitamos, que riscos corremos e de que oportunidades nos afastamos, o que martelamos sobre nós dentro da cabeça, como cuidamos do corpo, o que acreditamos automaticamente que não aceitaríamos se parássemos e pensássemos de verdade... essa breve lista é só a ponta do iceberg do trauma.

O trauma nos deixa com menos recursos, internos e externos, para combater seus efeitos.

O trauma é meio como um bonequinho de corda que pula loucamente de um lugar para outro, sem controle. Depois que começa, não podemos prever aonde vai; só sabemos que derrubará algumas coisas até a hora em que parar. Quando se trata do trauma, estamos no mesmo barco, e, em geral, chegamos a locais aonde nunca decidimos ir, com perigos que nunca pedimos. Gostaria de poder usar a metáfora do "elefante na loja de cristais" para o trauma, mas ela não se encaixa bem. O animal pode causar muito dano, mas é difícil não ver esse estrago, cuja causa é bem óbvia.

Na verdade, o trauma é muito mais silencioso do que um paquiderme gigantesco ou um brinquedo maluco que gira. Sem nem percebermos, sequestra nosso sistema límbico, distorce nossas lembranças e muda nosso cérebro. Sentimos, pensamos, decidimos e agimos como nunca fizemos antes. Viramos pessoas diferentes, sem sermos capazes de rastrear essa diferença. É a suprema sabotagem.

O trauma gera mais trauma. E nos deixa com menos recursos, internos e externos, para combater seus efeitos. Perdemos um pouco a noção de bem-estar e passamos a desviar energia para manter a hipervigilância, a evitar ou a não promover relacionamentos que nos dão apoio, a largar a carreira dos sonhos por medo do fracasso. Além disso, enfrentamos o impacto desmoralizador do diálogo interno negativo que tenta nos convencer de que coisas ruins sempre nos acontecerão em consequência de situações perigosas em que entramos por acreditar que não merecemos segurança, etc.

O sistema límbico não é o problema; e sim o trauma, que é incrivelmente poderoso, mas não invencível. O sistema límbico pode ser um potente aliado, com recursos benignos e curadores. Ao exprimir compaixão por nós e pelos outros e ao permitir que a compaixão alheia se enraíze em nós, podemos nos salvar da devastação do trauma e mudar nossa vida para melhor.

ANTÍDOTO ***Encontrar ambientes que nos apoiem***
Todos precisamos vivenciar a bondade e a aceitação dos outros. Isso é duplamente verdadeiro para os feridos pelo trauma. Veja se você e as pessoas que você ama são nutridos por ambientes abertos e carinhosos – grupos de apoio, círculos de amigos, comunidades espirituais, etc. Juntos, podemos nos ajudar a combater os circuitos negativos que o trauma cria e promover ciclos positivos que gerem saúde e felicidade.

SALTAR E POUSAR

O sistema límbico não é orientado pelo tempo linear. No que lhe diz respeito, o que aconteceu no passado pode muito bem se repetir exatamente no momento presente, porque, se o afeto, o sentimento e a emoção forem bastante fortes, é o que ele sente. Isso tem muito a ver com o modo como tomamos decisões. Lembre-se de que o cérebro é projetado para dar saltos automáticos. Toda vez que pula, ele precisa pousar e ver como está – tem que conferir onde aterrissou e o que significam todas as informações disponíveis.

O trauma sequestra nosso sistema límbico e provoca o caos.

Imagine que está dirigindo numa autoestrada. Chove, e você decide pegar a próxima saída. Ao fazer isso, vê um semáforo uns 100 metros à frente, e a luz fica amarela. Sem pensar muito, seu cérebro e seu corpo se coordenam naturalmente para desacelerar o carro até que você pare no sinal vermelho à espera que mude. Enquanto aguarda, você pode sintonizar o rádio ou notar detalhes na área externa sem qualquer relação com a operação do veículo – um passarinho no galho da árvore próxima, por exemplo, ou o cheiro de chuva e grama molhada. Tudo isso ocorre tranquilamente, mas veja o que acontece se acrescentarmos o trauma.

Talvez você tenha sofrido um acidente de carro na chuva há poucos meses, ou tenha sido atingido por trás por um motorista que não prestava atenção enquanto você esperava o sinal ficar verde. Todos os saltos e pousos que seu cérebro faz agora estão manchados com lembranças poderosas, além de afetos, sentimentos e emoções fortes. Assim que pega a saída e vê a luz ficar amarela, você sente a ansiedade no corpo porque sabe que terá que parar no sinal vermelho e esperar. Sua memória dá o alarme, porque, no que lhe diz respeito, saída + chuva + sinal vermelho = acidente. Vem o gatilho do medo, e a experiência do trauma passado começa a se desenrolar no momento atual. Seu corpo se contrai – todos aqueles movimentos de direção automática envolvendo suas mãos, seus olhos e seus pés não são mais tão espontâneos –, e a vigilância acrescentada (mãos apertadas, olhar com intensidade o retrovisor) realmente torna mais provável a possibilidade de outro acidente. Você perde o passarinho na árvore, e o cheiro de chuva atual confunde seu cérebro preocupado que tenta se agarrar à diferença entre o presente e o passado, quando ocorreu o acidente.

Em momentos de muito estresse como esse, o sistema límbico já determinou que a situação atual pode muito bem ser o evento passado que causou o trauma original. E, como se preocupa com a segurança e a sobrevivência em primeiro lugar, joga o calendário pela janela com a lógica e a capacidade de absorver novas informações. É assim que o trauma sequestra nosso sistema límbico e provoca o caos.

AS LEMBRANÇAS NÃO TÊM SIGNIFICADO

As lembranças em si não têm significado. Partes do cérebro chamadas *córtex associativo* integram conhecimento e experiência para criar sentido. Digamos que volto do trabalho para casa e sinto aquele cheirinho delicioso de biscoitos sendo assados. No mesmo instante, me sinto bem, mas por quê? Há várias peças, a primeira sendo o puro aroma da iguaria no forno. Outro componente é que, por acaso, gosto de biscoitos. Há ainda a expectativa de que minha mulher e minhas filhas – as prováveis cozinheiras – me deem uma guloseima deliciosa. Se eu sorrir e pedir com gentileza, talvez até ganhe duas. Começo a ficar com água na boca e até a imaginar como seria bom um copo de leite gelado para acompanhar.

Minha noção da torrente dessa experiência é simples e contínua, mas só porque áreas do córtex associativo juntaram tudo e possibilitaram isso. E parte do modo de permitir essa experiência é integrando as lembranças e seu significado no sistema límbico – os afetos, sentimentos e emoções associados às memórias.

Imagine que as lembranças tenham bandeirinhas que avisam a uma área do córtex associativo que vá buscar os afetos, sentimentos e emoções que combinam com elas. Com isso, ele pode reunir a memória com seu significado no sistema límbico, e a lembrança ganha vida. Antes disso, ela era apenas um dado; agora, tem significado. É o que o cérebro leva em conta ao dar o próximo salto à frente.

As bandeirinhas do sistema límbico presas a nossas lembranças se tornam nossa sinalização. Elas são importantíssimas. São projetadas para nos impedir de navegar às cegas pelo futuro, mas, com a mesma facilidade, podem nos deixar perdidos. Quando estão muito carregadas de afetos, sentimentos e emoções negativos, se parecem menos com placas de trânsito e se tornam bombas à beira da estrada, mas essa é só parte da história. Elas também reescrevem nossos mapas, e esquecemos o que sabíamos, dificultando ainda mais uma orientação eficaz. Em vez de processos lógicos e límbicos se integrarem numa série de saltos controlados, o que acontece dentro de nós fica mais parecido com avanços frenéticos, como se fugíssemos loucamente da dor. Mas o sofrimento do passado nos faz saltar loucamente rumo a mais agonia no futuro.

Por essa razão, é fundamental aprendermos a ajudar o cérebro a se manter calmo o suficiente para prestar atenção na lógica, usar conhecimentos anteriores e reconhecer que o tempo funciona de forma linear. Temos que ajudá-lo a usar essas bandeirinhas do sistema límbico de um modo que nos sirva melhor, porque, quando mais parecem placas viradas para a direção errada, bombas prontas para detonar ou botões de pânico que provocam mais reações traumáticas, elas só vão nos impelir rumo a resultados infelizes e, às vezes, perigosos.

DISPARAR E INTERLIGAR

Hoje, a frase "neurônios que disparam juntos se conectam" se tornou um aforismo muito conhecido. Os neurônios são células do sistema nervoso que transmitem informações, e o cérebro contém mais de 80 bilhões deles! Sempre que uma via neural é ativada, todos os neurônios ao longo dela entram em ação, transmitindo informações de uma ponta a outra da cadeia. Certas moléculas passam dados entre os neurônios, que também têm receptores capazes de receber o sinal, para que possa ser transmitido adiante. E sempre que uma troca dessas ocorre na cadeia neuronal, a conexão entre todos os neurônios da via fica mais forte.

Usemos como exemplo *ornitorrinco* – não a estranha criatura em si, mas a palavra. Se você repeti-la muito – duzentas vezes, talvez –, a probabilidade de pensar na palavra mais tarde, ou mesmo amanhã, dispara. A menos que você seja o tipo de pessoa que costuma dizer *ornitorrinco* de propósito, as vias neurais associadas ao animal não são muito usadas. Portanto, se quiser grudar *ornitorrinco* na cabeça por algum tempo, é só ficar impulsionando essas vias neurais, que ficarão fortes a ponto de se conectar.

Na verdade, é assim que aprendemos tudo: nosso nome e o de nossos pais, nosso telefone e endereço, como amarrar o tênis e abrir um livro. O mesmo processo está envolvido também nas informações complexas, e é aí que o trauma distorce o mundo e entranha suas mensagens dentro de nós. Ele é que nos faz aprender que não somos suficientemente bons, que sempre seremos magoados, que o mundo é invariavelmente prejudicial, que as pessoas que olham de um certo jeito são perigosas, que as coisas estão piorando, que nada dá certo, não importa quanto tentamos. As vias só continuam disparando e ficando mais fortes, tanto que as ideias mais saudáveis e fatos que provam o contrário são empurrados para o fundo. Não sei se é mesmo verdade que somos o que comemos, mas claramente é verdade que somos o que pensamos.

ANTÍDOTO ***Espere aí!***

Depois que isso começa, fica difícil se contrapor às vias neurais que engajamos repetidamente – mas não é impossível. É por isso que a batalha contra o trauma e suas consequências usa regularmente a tática de interromper essas vias com uma reação de "Espere aí!", que nos permite parar, refletir, decidir e escolher. Às vezes, a estratégia é simples como reconhecer as bandeirinhas que o trauma atribuiu às nossas lembranças – como, por exemplo, a que diz que estar vulnerável aos outros é sempre perigoso. Se conseguirmos vê-las como realmente são, significa que temos uma alternativa. Podemos pensar: "Fui magoado no passado, é verdade. Mas não mereci, sei o que procurar e consigo me aproximar de pessoas sendo judicioso para não ser ferido outra vez." É muita coisa para pôr numa bandeirinha, mas você entendeu. É claro que trocá-las no sistema límbico não acontece da noite para o dia. Algumas mensagens estão intimamente conectadas, e é preciso um esforço constante e substancial para contrabalançá-las. Por isso, é difícil romper velhos hábitos, mas também é assim que conseguimos criar novos, que nos ajudam a sarar do trauma e a nos proteger dos próximos, enquanto fazemos o possível para viver nossa vida plenamente.

"TENHO QUE MATAR OS RATOS!"

Vários anos atrás, cuidei de uma mulher idosa que tentava se livrar de ratos. Eles não estavam em sua casa, mas em seus seios paranasais. Ela ia várias vezes ao pronto-socorro do hospital onde eu trabalhava e pedia que a livrássemos deles. Os roedores viviam ali havia anos, dizia ela. Às vezes, não eram um grande problema, mas outras vezes ela ficava aborrecidíssima e frenética, gritando sem parar "Tenho que matar os ratos!", a ponto de exigir sedação para manter tanto ela quanto todos ao redor em segurança.

Essa pobre mulher nunca entendia por que todo mundo conseguia ficar tão calmo. Como continuávamos trabalhando quando deveríamos estar tão preocupados quanto ela com o terrível problema dos animais? Por que não ligávamos para os especialistas e preparávamos a sala de cirurgia para removê-los? Em épocas assim, o único da equipe a ser chamado era o psiquiatra – em geral, eu.

Foi quase impossível fazer uma conexão com ela, que vivia desconfiada de todos e, com frequência, ouvia vozes que lhe diziam que os ratos estavam se esgueirando para fora dos seios paranasais e viajando pelo corpo, causando danos secretos. Ela os descrevia como um pesadelo: sujos, agressivos, se contorcendo. Os animais estavam dentro dela, ela não podia controlá-los, e sempre a feriam ou estavam prestes a machucá-la. Tudo isso me tornava cúmplice deles, porque eu sabia do problema, mas não fazia nada. Como ela confiaria em mim ou em alguém do hospital se fingíamos que não estava acontecendo? Na melhor das hipóteses, ela nos considerava insensíveis e incompetentes; na pior, acreditava que podíamos ter posto os ratos dentro dela e agora ríamos dela pelas costas.

Conforme fui conhecendo um pouco melhor essa mulher, descobri que os ratos estariam em seus seios paranasais desde a adolescência, quando coisas terríveis aconteceram em sua vida. Ela me contou que eles chegaram quando ela sofreu uma perda e abusos, mas não pensou que talvez os animais estivessem lá por causa da perda e do abuso. Nunca consegui que tomasse remédios – ela ficava enojada e até ofendida com a ideia. Em geral, ficava exasperada comigo e me achava inteiramente inútil.

Eu não sabia o que fazer para ajudá-la. Em certo momento, decidi me pôr no nível dela. Concordei que meus conhecimentos eram limitados e que não tinha ideia de como tirar ratos de seios paranasais. Também admiti que era inteiramente possível que eu não soubesse nada sobre nada, a não ser talvez uma coisa. Eu podia ver que ela não estava dormindo bem, e disse que poderia ajudá-la com isso. Levou algum tempo, mas ela sofria bastante de insônia e acabou aceitando o remédio que recomendei.

Quero deixar claro que não a enganei para tomar remédios para outra coisa, como reduzir as vozes que ouvia. Queria ajudá-la a dormir, com ou sem ratos. Fiquei surpreso de ter conseguido chegar até ali, mas certa noite, antes de sair do hospital, passei no quarto dela. Deitada e quase dormindo, ela olhou para mim.

– Como está? – perguntei.

– Os ratos estão dormindo – respondeu ela, com a maior calma possível.

Esse é um exemplo poderoso de como nosso cérebro pode ser devastado pelo choque do trauma. Essa mulher não nasceu com ilusões de ratos nos seios paranasais; isso só aconteceu depois de todo o abuso horrível que sofreu. As partes amedrontadas do cérebro criam histórias no esforço de entender o mundo e, às vezes, como uma última tentativa de recuperar alguma esperança de controle. Às vezes, as narrativas são sobre sermos muito maus; ou sobre o mundo que nos persegue; ou que desapontamos Deus, que está nos castigando. E, caso a pessoa seja suscetível a determinadas doenças neurológicas e se o trauma for suficientemente grave, às vezes incluem vozes e visões.

Acredito que essa mulher tentava desesperadamente tirar o trauma de dentro de si. Por alguma razão, suas lembranças e sentimentos insuportáveis assumiram a forma de ratos que viviam em seus seios paranasais, e ir ao pronto-socorro para removê-los lhe dava algo que fazer para resolver. Mas essa abordagem só piorava tudo. Não conseguíamos solucionar o problema, e ela se sentia mais sozinha, desconfiada e alienada toda vez que ia ao hospital.

Acho que admitir minha ignorância ajudou-a a se sentir menos sozinha – o bastante, pelo menos, para não me ver mais como adversário; o bastante para receber alguma ajuda. Ambos sabíamos que a insônia a fazia sofrer, e ela não precisou matar os ratos para finalmente obter um pouco de paz e repouso. Os roedores também precisavam dormir. Pode ter sido a primeira pausa de seu trauma em anos.

REFLEXÃO Pense numa época em que você acreditou numa história sobre si ou sobre o mundo que não era verdadeira. Não precisa ser nada tão dramático quanto essa mulher e os ratos que moravam em seu nariz, só algo que você aprendeu quando jovem que não lhe serviu (ou não lhe serve) na idade adulta. Lembre de certas coisas que ficam anexadas a afetos, sentimentos e emoções que nem sempre têm muito a ver com o momento presente. Finalmente, veja se consegue determinar que bandeirinhas o trauma pôs nessas memórias e se pode substituí-las por novas, que promovam seu bem-estar e a capacidade de evitar traumas futuros, além de guiar melhor sua vida daqui para a frente.

CAPÍTULO 12

A devastação física e mental do trauma

O cérebro não funciona sem o corpo, e o corpo não funciona sem o cérebro. A conexão entre eles não é só um pescoço que junta tudo; são todas as informações que passam de lá para cá. Elas podem assumir a forma de impulsos nervosos que viajam pela medula espinhal até todas as partes do corpo e voltam ao cérebro ou podem ser mais parecidas com os hormônios que certas glândulas liberam na corrente sanguínea. Todos os dados perceptivos que conseguimos imaginar são codificados e enviados de tal maneira que o corpo e o cérebro podem trabalhar juntos pelo bem do todo.

A conexão corpo-cérebro é como uma rede extremamente complexa de ruas governada por um conjunto de regras que faz o todo funcionar. Nas vias de verdade, temos leis que estabelecem limites de velocidade, a preferência num cruzamento, a quantidade permitida de ruído em um veículo, etc. Do mesmo modo, nas ruas que vão do cérebro ao corpo e do corpo ao cérebro há orientações sobre a velocidade com que os nervos e a corrente sanguínea podem espalhar suas mensagens, quais merecem prioridade e quais são mais barulhentas. Isto é, em termos ideais.

Imagine que as regras que controlam a comunicação dentro de nós mudem de modo que os sinais de dor e angústia recebam uma vantagem gritante em toda parte. Eles viajarão mais depressa, terão mais prioridade nas vias expressas e entregarão suas mensagens com mais ênfase ao chegar ao destino (seja no cérebro, seja no corpo). Quando as leis básicas da rede mudam dessa maneira, todo o nosso ambiente interno muda. Ele se torna tendencioso a favor do negativo e extrassensível a tudo que lembre um sinal de perigo.

Saliência é uma palavra importante na neurobiologia e na psiquiatria. Ela descreve em que grau um pensamento, sentimento ou percepção se destaca acima dos outros. Os ajustes da saliência envolvem mudanças da química do cérebro, alterações dos componentes das proteínas e podem remodelar o cérebro de forma drástica e não necessariamente melhor, como se alguém reformasse sua casa para ter luz fraca, alarmes contra incêndio que disparassem sem necessidade e um poço enorme na sala de estar com alguns jacarés. O trauma ajusta a saliência, e pode amplificar os sinais de perigo emocional (afeto, sentimento e emoção negativos) e de perigo físico (dor). É assim que ele nos sobrecarrega com todo tipo de sofrimento adicional.

INFLAMAÇÃO E DOR CRÔNICA

A inflamação ocorre naturalmente no corpo para nos ajudar a nos recuperar de lesões e combater infecções, mas também pode ser causada pelo trauma. Quanto mais cedo ele acontece na vida ou quanto mais grave é, mais potentes são seus efeitos inflamatórios. Junto de seus cúmplices, cria estresse, que nosso organismo entende como a chave que assinala inflamação. Mas, sem uma lesão ou infecção específica para trabalhar, essa inflamação só viaja pelo sistema circulatório atrás do que fazer. Quando você ouve dizer que o estresse provoca problemas de saúde como câncer e doença cardíaca, é por isso.

Assim, o trauma muda as regras das ruas, altera a forma como o cérebro e o corpo se comunicam e transforma nosso ambiente interno num terreno hostil onde a inflamação e a dor ganham mais influência do que normalmente teriam. A *fibromialgia* – transtorno caracterizado por dor crônica, fadiga e perda de memória – é só um exemplo com uma conexão estabelecida com o trauma. Infelizmente, muitas vezes ela e outras formas de dor crônica são tratadas sem levar em conta o trauma ou a conexão corpo-cérebro.

A inflamação cria uma cascata de disfunções.

O trauma promove a dor, que, por sua vez, aumenta o sofrimento, seja lá qual forma assuma. Infelizmente, vemos esse ciclo terrível se desenrolar num nível social maior com a epidemia dos opiáceos. Gente demais sofre de dor física e emocional sem entender de onde ela vem nem como abordá-la, o que significa que as formas externas de alívio, além de atraentes, são muitas vezes irresistíveis. Quem se vicia em opiáceos não procurava necessariamente ficar doidão. A maioria está desesperada por qualquer coisa que ajude a sofrer menos e encontra neles um falso alívio quando são receitados para outra coisa, como uma lesão ou cirurgia. Infelizmente, o efeito da droga tem vida curta e exige doses cada vez maiores para a pessoa obter a mesma sensação. No fim, quem está preso nesse ciclo tem que tomar a substância só para não sentir a dor da abstinência. É um circuito trágico e terrível que tira muitos milhares de vidas por ano.

ANTÍDOTO ***Reduzir a tensão***

De várias maneiras, a ansiedade é desagradável de vivenciar, inclusive por avisar ao cérebro para criar mais contração muscular no corpo, o que, por sua vez, faz com que ele entenda que há algo para ficar ansioso. A não ser que encontremos um modo de intervir, esse ciclo desagradável pode assumir vida própria.

Um lugar comum em que esse ciclo se manifesta no corpo é o sistema gastrointestinal, em geral criando ou contribuindo para a síndrome do intestino irritável. Outro local comum é o peito, onde pode causar a sensação de falta de ar. A pessoa não consegue inspirar ar suficiente porque os músculos entre as costelas se contraem, reduzindo a capacidade de expansão pulmonar. Também guardamos muita tensão nos grandes grupos musculares, como o pescoço, os ombros, as costas, os glúteos e as coxas. Ela promove mais dor e mau alinhamento físico, que afeta outros músculos, tecidos e nervos.

O relaxamento muscular progressivo nos permite reconhecer e aliviar a tensão que faz parte do ciclo de ansiedade no cérebro. Para expandir um antídoto que apresentei no capítulo 3, uma técnica que recomendo é, ao se deitar, usar uma estratégia que começa nos pés e vai subindo pelo corpo, contraindo lentamente um conjunto de músculos e depois relaxando. Esse método começa nos dedos dos pés e termina na testa e no couro cabeludo, e você pode variar a duração (e a repetição) de cada sequência dependendo de sua necessidade. A química do cérebro e do corpo ficam num estado mais relaxado e podem nos informar onde estamos guardando o estresse. Sempre que faço essa experiência, acho lugares onde acumulo tensão e de que não tinha consciência antes. O benefício extra é que sou capaz de dar mais atenção a essas partes durante o dia com alongamentos ou automassagem. É incrível quanta diferença uma massagem de dois minutos feita nos próprios ombros pode causar!

Também é possível acrescentar imagens a esse antídoto, principalmente à noite. Como já mencionei, as que empregam o máximo de sentidos funcionam melhor. Com um pouco de prática, essa técnica fica bem mais fácil, a ponto de ser automática na hora de dormir. Também podemos revisitar nossa cena favorita durante o dia para aliviar qualquer tensão que sentimos que começa a se acumular no corpo. Regularmente, faço dentro da mente uma visitinha rápida à praia por essa razão.

DOENÇAS AUTOIMUNES

Já se demonstrou que o aumento da inflamação afeta o sistema imunológico, responsável por combater intrusos internos e externos – bactérias, vírus e células cancerosas, por exemplo. Quando ele não funciona de maneira adequada, ficamos extremamente vulneráveis a todo tipo de ameaça com as quais não precisaríamos nos preocupar. Como a série de perigos que enfrentamos tem sido muito diversificada no decorrer de nossa evolução, ficou complicadíssimo para o sistema imunológico enfrentar esses desafios.

Pense no sistema imunológico como um grande exército, que trabalha em células microscópicas até grandes órgãos. Ele inclui uma hierarquia de comando, uma série de soldados dedicados a tarefas diferentes e uma grande variedade de armas e equipamentos. Eles atuam na medula óssea, que cria legiões de células brancas do sangue, responsáveis por manter a vigilância contra ameaças; em moléculas que se espalham pela corrente sanguínea; em nódulos linfáticos; e órgãos como a pele, o intestino e o baço. A estrutura é tão complicada que a ciência vive aprendendo coisas novas sobre como ela funciona exatamente. É possível comer ou ferir invasores, envenená-los, expeli-los diretamente, desarmá-los ou enganá-los. O sistema imunológico também consegue ver através da camuflagem e tem capacidade de acessar dados antigos para resolver problemas de hoje.

Quando um sistema tão complexo e poderoso enguiça, o dano

pode ser incalculável. A inflamação cria uma cascata de disfunções que provocam o sistema imunológico, o confundem e podem fazê-lo voltar suas armas contra nós. E, quando ele se volta contra o corpo e o cérebro que foi projetado para proteger, pode haver sintomas mais leves, como fadiga, náusea, aumento da dor, urticária e queda de cabelo, ou transtornos autoimunes mais impactantes e em grande escala. Entre eles, estão artrite reumatoide, lúpus, esclerose múltipla, psoríase e doença de Crohn. Muitas doenças da tireoide, da pele e dos vasos sanguíneos têm natureza autoimune, e nenhuma parte do corpo ou do cérebro está livre do ataque. O trauma e o estresse causam inflamação, que aumenta a probabilidade de problemas no sistema imunológico, resultando na deficiência de várias funções físicas e mentais que provocam sofrimento adicional e podem, na verdade, deixar nossa vida em perigo.

A EPIGENÉTICA E O ESTRESSE NA INFÂNCIA

Epigenética é o estudo e a ciência de como eventos da vida podem ligar e desligar os genes. Não somos simplesmente portadores passivos de DNA ancestral; nossa experiência determina quais características são ativadas e quais permanecem adormecidas. Além das mudanças epigenéticas provocadas por traumas e associadas a algumas doenças autoimunes, já se demonstrou que o estresse traumático na infância aumenta a inflamação na idade adulta e a probabilidade de desenvolver doenças autoimunes.

ENVELHECIMENTO ACELERADO

Estudos neurobiológicos também constataram que, na verdade, o trauma acelera o envelhecimento. É natural que o DNA mude com a idade; essas alterações são marcadores da degeneração do cérebro e do corpo, que, em última análise, leva à morte. Elas reduzem muitos aspectos de nosso funcionamento e, finalmente, nos levam ao fim de uma causa ligada à idade, se vivermos tempo suficiente. Estudos mostram que o trauma faz as mudanças do DNA que ocorrem naturalmente avançarem mais do que seria de esperar em determinada idade, de modo que a pessoa realmente fica mais velha do que sua idade real.

Não temos que dar passe livre ao trauma.

Não podemos calcular a perda projetada de tempo e qualidade de vida de uma pessoa específica, mas fazemos estimativas com base em experiências de vida e variáveis de saúde mental. Por exemplo, sabemos que o trauma de infância tem um papel significativo, assim como a gravidade de qualquer outro que a pessoa possa ter sofrido. Sofrer de depressão é um fator quando se trata do envelhecimento, e ele muitas vezes está associado ao trauma. Isso não significa, é claro, que todos os deprimidos passaram por experiências traumáticas, mas que o trauma torna mais provável que a pessoa sofra de depressão.

O NOVO NORMAL NÃO É TÃO NORMAL ASSIM

O trauma cria um novo normal no corpo e no cérebro que costuma incluir aflições e desvantagens que antes não existiam. Ele pode assumir a forma de mais dor e doença ou se parecer com abandono de oportunidades, depressão e anos perdidos numa vida que seria longa e saudável. Ao tentar infiltrar tudo isso sob o radar, de modo que esquecemos o que queríamos na vida, ele deixa nossas metas na poeira, provoca o declínio de nossa saúde física e mental e faz com que todos os tipos de ideia antes inaceitáveis passem a fazer parte de nosso novo normal. É como se uma sombra eclipsasse nossa visão do futuro e que, se simplesmente ficarmos parados, ela se tornará mais escura e maior à nossa volta.

É verdade que regularmente o resultado do trauma é sinistro, mas não precisa ser assim. Quanto mais aprendemos sobre ele e sua ação em nossa vida, mais podemos combatê-lo. Não temos simplesmente que sofrer com o novo normal do trauma; dar passe livre a ele como indivíduos ou como sociedade. Podemos virar a maré rumo a um normal escolhido – com mais facilidade, saúde e felicidade.

VOCÊ NÃO PODE EVITAR: É ITALIANO!

Certa vez, tive em minha prática uma parte de atendimento de urgência em que eu recebia pessoas internadas com frequência. Elas vinham para consultas regulares, mas também podiam só aparecer quando não se sentiam bem. Um desses pacientes era uma mulher idosa que se comportava segundo uma noção de adequação de uma era já passada, e se vestia de forma tão conservadora que eu me perguntava se ela comprava suas roupas numa loja de fantasias.

A mulher quase constantemente ouvia vozes que diziam que ela não estava em segurança, que corria perigo por causa de alienígenas, venenos e todo tipo de ameaças, inclusive homens. Ela interpretava qualquer gesto do braço ou da mão de um homem como de natureza sexual – chamar um táxi, por exemplo, ou mostrar o polegar erguido. Quando confidenciava os significados "verdadeiros" desses movimentos, eles eram muito mais explícitos do que seria de imaginar. Eu estava quase certo de que conseguiria ajudá-la. Em primeiro lugar, ela raramente saía, e, quando estava fora, evitava olhar os homens. E consegui auxiliá-la com as vozes, em parte com mudanças da medicação.

Eu disse que tentaria ao máximo não mexer os braços nem as mãos quando estivéssemos juntos, mas que seria difícil, porque, como diz o ditado, os italianos falam com as mãos, e não sou exceção ao estereótipo. Ela não era italiana, mas gostou da piada. Expliquei ainda que, se fizesse um gesto sem querer, minha intenção não seria sexual, e rotineiramente eu me sentava sobre as mãos para garantir que não a assustaria. Com certeza, em algum momento ela melhorou bastante e começou a exprimir ideias surpreendentes, inclusive algumas sobre métodos que encontrou para combater as vozes que, desde sempre, a incomodavam. Isso me deixou bastante feliz e, enquanto respondia empolgado, vi a cara de horror que ela fez.

Então notei que minhas mãos estavam no ar, as duas gesticulando loucamente. Não foi meu melhor momento clínico.

Sentei-me depressa sobre as mãos e pedi muitas desculpas, enquanto minha paciente me olhava com choque e medo. Mas aí sua expressão se suavizou, e ela disse, com o humor gentil e admoestador que alguma das minhas tias usaria quando eu era pequeno, que eu não podia impedir porque era italiano. Rimos com isso, continuei pedindo desculpas e fiz um serviço muito melhor ao me sentar sobre as mãos dali em diante. Fico contente em dizer que ela continuou melhorando e foi internada com muito menos frequência do que antes.

Nunca soube se algo sexualmente traumatizante aconteceu com essa mulher. Com certeza ela não se sentia segura perto de homens, e sofria de uma doença incapacitante que lhe impunha vozes assustadoras aonde quer que fosse. Ela ficava sozinha e com medo em casa, e era ainda pior quando saía, mas tinha um desejo predominante de se sentir melhor e ficar mais saudável. Felizmente, também tinha senso de humor. Qualquer que fosse, o trauma que aconteceu no início da vida dela não conseguiu erradicar sua disposição de aproveitar as oportunidades de sofrer menos; foi assim que ela veio à minha clínica e deste modo que suportou minhas deficiências como cuidador.

REFLEXÃO Pense em sua resiliência diante de obstáculos ou ameaças (percebidos ou reais). O que fez você continuar avançando? O que ajudou você a se reajustar ou se recuperar depois de reveses? Que qualidades ajudaram a chegar ao outro lado?

QUARTA PARTE

Como vencer o trauma... juntos

Depois de tudo o que passei,
de tudo o que me fizeram, ainda mereço confiança.
Ajo direito com as pessoas porque este mundo é difícil.
– K.S.T.

CAPÍTULO 13

O caminho de casa

Como você, sou muitas pessoas emboladas numa só. Sou uma pessoa curiosa e impaciente. Sou pai, marido, amigo, médico, psiquiatra, etc. Também sou alguém alterado pelo trauma. Como a maioria dos que leem isto, fui afetado por algumas dificuldades significativas em minha vida e na de pessoas importantes para mim.

Todos temos histórias exclusivas, com sua própria trama, seus picos, seus vales e suas dificuldades. Embora haja pontos em comum entre elas – inimigos conhecidos, por exemplo –, nenhuma história é igual a outra. Cada um de nós é tão raro e fascinante quanto qualquer tesouro natural – o monte Everest, o Serengeti, as cataratas do Niágara – e tão precioso e digno de cuidado quanto qualquer espécie em risco de extinção. Na verdade, é isso que somos. Cada um de nós é uma preciosidade única. Cada um importa.

O trauma torna isso fácil de esquecer, diz para fingirmos que não vemos o sofrimento nem a saúde e a felicidade. É o grande apagador – o ladrão que furta o que é mais precioso, o vírus que nos leva a não nos lembrarmos de tudo que significa ser humano. Subverte nossa compaixão, dilacera nossas comunidades e reduz a humanidade a uma lembrança distante. Compaixão, comunidade e humanidade só vêm de aprender mais sobre nós e os outros, exprimir nossas verdades e nos escutarmos com a mente e o coração abertos.

O trauma tenta nos convencer de que compaixão, comunidade e humanidade não são possíveis. Ele nos diz que saúde, felicidade e a verdadeira conexão humana são quimeras, reles fantasias. Zomba de nossa ânsia fundamental de aprender, exprimir e nos escutar uns aos outros para criar uma vida melhor para todos, e faz isso em segredo, camuflando sua voz e disfarçando sua verdadeira intenção.

Quero que isso mude o mais depressa possível, e este livro é minha ferramenta. Minha esperança é ter ajudado você, de algum modo, a entender o trauma e reconhecer como ele funciona. Gostaria de ter motivado você a tomar alguma providência. Também espero ter convencido de que o trauma é um problema para cada um de nós e que devemos todos trabalhar juntos para combater o ataque que ele faz à compaixão, à comunidade e à humanidade.

O trauma nos fere agora – você, eu, nossos filhos e amigos, nossos vizinhos, nossos ditos inimigos... todo mundo. Corrói nossas cidades, países e continentes, e não é algo para ser visto depois; ele está acontecendo agorinha mesmo. Se uma criança inocente fosse ameaçada na sua frente neste instante, você teria vontade de agir para resolver – e não pararia para pôr em pensamentos e palavras que essa seria a coisa certa a fazer. É a mesma urgência sincera de que precisamos quando se trata do trauma.

CINCO ELOS FUNDAMENTAIS

Eis cinco elos positivos da corrente para mudar sua vida e o mundo para melhor. Lembrar-se destes cinco pontos ajudará a se reorientar no sentido da cura do trauma.

- **CONHECIMENTO.** Em grande parte, este livro trata de oferecer mais conhecimento para ajudar a entender melhor o trauma, aprender como seus cúmplices funcionam e embasar sua decisão de avançar.

- **PODER.** *Scientia potentia est*, ou "conhecimento é poder". O que aprendemos nos dá poder para realizar as mudanças desejadas em nossa vida e no mundo.

- **CURA.** Idealmente, no alto da lista de mudanças desejadas está a cura. Para que ela ocorra, os indivíduos e as sociedades devem usar seu poder para o bem.

- **ESPERANÇA.** A cura traz esperança, que é um dos melhores remédios existentes contra essa epidemia de trauma. A esperança nos lembra que não importa o que nos aconteça, podemos fazer algo a respeito. É possível melhorar e tornar o mundo melhor também.

- **URGÊNCIA.** Parte do elo do conhecimento que pôs essa corrente em movimento é entender que estamos em crise. O trauma já está em ação, e as apostas são altas há algum tempo. A esperança também é conhecimento, pois passamos a perceber que a promessa de uma vida melhor nada tem a ver com leviandade. Precisamos fazer algo para resolver agora.

Essa corrente poderia começar com qualquer um dos elos, mas gosto de pôr o conhecimento em primeiro lugar por causa do modo como o trauma opera em sigilo. Mesmo quando as suas causas são óbvias e dramáticas, suas consequências em geral acontecem em segredo. O trauma mobiliza seus cúmplices, principalmente a vergonha, sem termos consciência de como esse processo funciona, por isso é tão importante nos armarmos de conhecimento. Espero que o tempo e o esforço que você dedicou a esta leitura o tenha levado a entender o trauma de um modo novo. Este livro descreve a complexidade e a força do trauma, mostrando o que ele faz a nós e como se espalha do indivíduo para a sociedade e vice-versa. Espero ter incentivado você a fazer sua parte para se curar, porque a cascata que ele provoca não vai parar enquanto uma quantidade suficiente de pessoas não trabalhar em conjunto para resolver.

Nossa compreensão e determinação vão nos ajudar a nos definir e a definir nosso amanhã. Não há mistério sobre os motivos para mudar. Se o trauma continuar à solta, não teremos muita probabilidade de justiça, segurança e direitos básicos que a maioria de nós valoriza e deseja. O que pudermos fazer para reduzir o impacto do trauma é, em si, gerativo, capaz de gerar uma mudança positiva. Usar nosso conhecimento, poder, cura e esperança de forma urgente é imperativo também.

ANTÍDOTO *Ativar nosso conhecimento*

Sabendo o que sabe sobre o trauma, avalie suas próprias experiências e esboce uma nova compreensão de como ele o afetou. Não precisa ter sido diretamente, talvez você tenha obtido novos conhecimentos sobre como seu cônjuge foi abalado, ou talvez entenda um pouco melhor como os traumas sociais modificaram você e sua família (pense nas questões discutidas no capítulo 8 – o racismo, por exemplo). Você pode tentar esse antídoto como exercício de escrita para si ou contando a alguém em quem confie. Transmitir novos conhecimentos solidifica o novo entendimento de nossas experiências e também ajuda os outros a compreender as deles de um jeito diferente. É só mais um modo prático de trabalhar para curar o trauma e reivindicar a compaixão, a comunidade e a humanidade que são naturalmente nossas.

ALIADOS, ANJOS E DEMÔNIOS

Quero reiterar aqui que não devemos enfrentar o trauma sozinhos. É importante recorrer a aliados – familiares e amigos, médicos e terapeutas, animais de estimação, grupos de apoio, remédios, jardins, pode escolher. Espero ter deixado claro o aspecto do *convívio* no trabalho do trauma (principalmente sob a forma de compaixão, comunidade e humanidade). É fundamental desenvolvermos a tendência a confiar na sabedoria e na bondade dos outros, e aprendi a não subestimar o poder da mão afetuosa e da palavra escrita. Os outros nos lembram quem somos, nos ajudam a descobrir nosso verdadeiro mapa e nos aconselham enquanto calculamos a nova rota até onde queremos estar na vida.

Quando ataca, o trauma afeta todos os aspectos do cérebro, o que significa percepções, cálculos e conclusões alterados.

Precisamos também aprender a ser aliados melhores de nós mesmos. Isso pode assumir muitas formas – diálogo interno positivo, autocuidado bem pensado, autoconfiança, autoafirmação e o hábito de fazer escolhas ponderadas sobre nossa saúde, carreira e as pessoas com quem convivemos.

Às vezes, penso nos antigos desenhos animados a que assistia quando garoto. Muitos eram só entretenimento superficial, mas, em geral, também havia ótima música de fundo, além de lições de vida de vez em quando. Eu me lembro de ver mais de uma vez um anjinho e um diabinho aparecerem nos ombros do personagem quando ele cogitava se devia fazer uma coisa ruim. Os dois defendiam sua posição, discutiam (e, muitas vezes, brigavam fisicamente) e a pessoa acabava escolhendo, com resultado previsível. Quando criança, não deixei de perceber que algo parecido também acontecia dentro de mim.

Devia ir até a lata de biscoitos enquanto minha mãe falava ao telefone na outra sala? Empurrar meu irmão que estava com um brinquedo que eu queria? Eu sopesava os prós e os contras, examinava as opções e, às vezes, até imaginava um anjinho num ombro e um diabinho no outro. Acho que não é por acaso que os criadores daquelas antigas animações apresentavam isso assim, porque creio que a maioria de nós consegue se identificar. Cada um pode ter uma só mente, mas ela tem facetas diferentes.

Poucos vivenciam personas reais como anjos e demônios dentro de nós ou vozes que defendem casos claros e contraditórios, mas é porque o processo ocorre abaixo do patamar da consciência. Nossa mente é bem parecida com um iceberg. A parte consciente – aquela com a qual vivenciamos o mundo e nos orientamos durante o dia – é a que conseguimos ver na superfície. No entanto, a maior parcela do que acontece no cérebro fica embaixo d'água – aquele imenso volume submerso. É onde ocorrem com mais força nossos medos, vergonhas e preconceitos.

Quando ataca, o trauma afeta todos os aspectos do cérebro, o que significa percepções, cálculos e conclusões alterados. Lembre-se também de que tudo isso acontece sem sabermos, veja o exemplo que dei do sorvete. Podemos estar pensando uma coisa, mas na hora de tomar a decisão, uma parte lá no fundo exprime uma conclusão surpreendente: "Você não pode fazer isso." E bem na hora em que estamos entrando para a entrevista do emprego que realmente queremos. Pensamos: "Eu devia ficar; será diferente desta vez" depois que já decidimos sair de uma relação insalubre; ou "só desta vez" quando voltamos a um hábito viciante que largamos meses ou anos atrás.

Acho que esse cabo de guerra interno é conhecido por quase todos nós. Pode ser confuso e angustiante. De um lado estão os anjinhos saudáveis, que querem que meditemos sobre nossas decisões e cuidemos de nós; no outro, os diabinhos, que nos dizem que deveríamos desistir, não nos questionar, parar de nos importar, ser cegamente esperançosos, ficar na cama ou o que quer que confirme que não merecemos o que é bom na vida. O trauma cria cada vez mais diabinhos, dá poder a eles e transforma a disputa em algo cheio de desapontamento, dor, tristeza e vergonha. Enquanto isso, somos quem está no meio, sendo puxados cada vez para mais perto do poço de lama.

ANTÍDOTO *Jogar cabo de guerra*

Se essa analogia funcionar com você e se às vezes você se sente no meio de um cabo de guerra entre impulsos saudáveis e insalubres, experimente o seguinte: torne tudo consciente. Traga o processo para a superfície e reconheça o conflito que acontece dentro de você. Se ajudar, imagine um anjinho num ombro e um diabinho no outro (ou outros personagens de qualquer tipo). A parte mais importante dessa prática é aceitar e dar voz ao embate interno. Dessa maneira, você pode se imaginar no meio sem abrir mão de seu poder. Pode ouvir o que cada "puxada" tem a dizer, determinar que valor tem de forma consciente, refletir e, finalmente, escolher o que é melhor para você (ao contrário de escolherem por você).

Por causa do viés de negatividade baseado na sobrevivência

que já mencionei, o trauma já tem vantagem no jogo. Vemos isso acontecer com força sempre que temos ideias diferentes sobre temas com carga emocional, principalmente quando têm a ver com o que pensamos sobre nós. *"Sou um pai, ou uma mãe, suficientemente bom?"*, por exemplo, ou *"Mereço pedir aquela promoção?"*. Quando perguntas assim aparecem, não é a melhor hora para as opiniões mais vociferantes vencerem, porque em geral elas vêm de nossos aspectos traumatizados, que têm medo e vergonha.

Exercícios como os apresentados neste capítulo nos ajudam a separar o joio do trigo. Ao fazer uma pausa, levar consciência às diversas mensagens que aparecem dentro de nós e nos demorarmos para decidir o que é verdade ou não, podemos garantir nosso próprio bem. Não é legal seguir o bonde, porque às vezes o motorneiro está confuso e não sabe aonde vai. Queremos nosso melhor eu no controle. É assim que nos curamos do trauma e nos guiamos rumo a maior compaixão, comunidade e humanidade.

ANTÍDOTO ***Aumentar a conscientização***

Em geral, nossa mente é ocupada, rápida e cheia de informações contraditórias que podem ser difíceis de acompanhar. Eis uma versão resumida de duas práticas bem conhecidas e confiáveis para limpar e desacelerar a mente, que existem há milhares de anos:

- **MEDITAÇÃO.** Livros e vídeos incontáveis apontam os benefícios da meditação, e há várias maneiras de praticá-la. Uma técnica simples que você pode realizar em qualquer lugar é só fazer inspirações e expirações em tempos determinados, prestando atenção no modo como o ar entra e sai do pulmão. Fazer isso algumas vezes (em geral contando até dez e recomeçando) é uma forma comprovada de afiar a consciência. É bom procurar um lugar tranquilo com poucas distrações, mas às vezes basta uma curta caminhada ao ar livre (isto é, desde que você preste atenção e não fique trocando mensagens nem surfando na internet do celular).

- **AUTOINDAGAÇÃO.** Esta é a prática de se voltar para dentro e verificar o que acontece no seu interior. A autoindagação combina bem com a meditação, e é comum conjugar as duas. Normalmente não prestamos atenção nos pensamentos que guiam nossa ação e temos ainda menos consciência dos raciocínios por trás deles. Basicamente, a autoindagação fica curiosa com essas mensagens e as convida a dizer o que pensam, que é como verdadeiramente nos conhecemos com compaixão e aceitação.

De várias maneiras, a compaixão destrava tudo. Está no centro da comunidade e da humanidade, assim como de nosso trabalho contra o trauma. E, quanto se trata do crescimento e da resiliência pós-trauma, ela domina.

Não é verdade que o que não mata engorda. Na verdade, o que não mata pode nos deixar com feridas que tornam a vida muito mais difícil. Mas também pode nos deixar mais sábios, mais agradecidos e mais compassivos. E, quando se trata do quadro maior – não só nos ajudar, mas ajudar os outros e o mundo –, a compaixão faz toda a diferença.

O ASSASSINATO QUE NÃO HOUVE E O ATAQUE QUE ACONTECEU

Certa vez, cuidei de um homem que teve uma vida violenta, com longas passagens pela prisão e um histórico de não observância das normas sociais. Era alguém que se identificava como criminoso contumaz e me procurou em certo ponto da vida porque tentava ser uma pessoa melhor. Ele se tornara avô havia pouco tempo, e esse foi o incentivo primário para mudar de vida. Conseguiu fazer um trabalho excelente na terapia e nunca faltava às consultas.

Após meses de trabalho, outro homem cometeu um crime terrível contra um parente de meu paciente, que arrombou a casa do culpado e ficou esperando que ele chegasse para matá-lo. Enquanto aguardava, começou a refletir sobre o que estava prestes a fazer, a pensar no que aquilo significaria para a família do outro e também para seu próprio neto. Depois de se permitir pensar sobre o que estava planejando e como se sentia a respeito, meu paciente decidiu ir embora. Escapuliu do lugar e voltou para casa.

Ele me contou essa história, mas mal podia acreditar nela. Realmente escolhera não ser violento. Reconheceu que a vingança que tinha em mente não traria justiça, e a cascata de consequências depois de um ato tão violento com certeza não valeria a pena. Ele me disse tudo isso com orgulho modesto.

Essa é uma história de sucesso em si, mas não é tudo.

Alguns meses depois, uma jovem paciente chegou a meu consultório de manhã cedo, depois de ter sido atacada na noite anterior. Eu tinha horários em aberto no meio da manhã, e ela viera para se encaixar em um deles. A recepcionista entrou para me dizer que a moça estava na sala de espera, com a roupa rasgada, cortes e arranhões sangrando, chorando baixinho. Corri até lá para vê-la e a encontrei sentada diante do chamado criminoso contumaz, meu próximo paciente marcado. Ele estava ali quando ela chegou.

Esse homem, que passara tanto tempo na prisão e na vida desrespeitando as regras e sendo violento, foi de grande ajuda para essa mulher, e fez tudo certo. Manteve distância para que ela se sentisse segura, mas também garantiu que ela logo receberia ajuda, que estava bem e em segurança. Observei tudo isso da porta. Ele cedeu seu horário à moça e ficou na sala de espera até a próxima vaga se abrir.

Fico contente em dizer que a moça recebeu um tratamento útil e fez algumas mudanças de vida após o que aconteceu. Também fico feliz em contar que a conversa entre ela e o "criminoso contumaz" teve um impacto profundo na vida dele.

Ele se sentiu suavizar. Também se orgulhou de ter sido útil à mulher ("como uma pessoa normal faria", explicou) e como se comunicou com ela sem esforço. E também teve bastante consciência de que não estaria na sala de espera para ajudá-la se tivesse matado o homem alguns meses antes. Mesmo que tivesse se safado, teria humanidade suficiente para fazer contato do jeito que fez?

Esse é um homem com uma história de trauma, tanto os que sofreu quanto os que provocou, bastante extensa. Mas, quando chegou a hora de escolher de que maneira continuaria levando a vida, optou pela compaixão. Tomou consciência de que trauma gera trauma. Entender isso finalmente o ajudou a redirecionar sua vida.

REFLEXÃO Essa história fala de muitas coisas, inclusive da ajuda vinda de uma fonte improvável e das maneiras que podemos nos surpreender inesperadamente para melhor. Pense em sua própria vida e numa ocasião em que você escolheu a opção mais saudável e menos traumática numa encruzilhada. Você faria a mesma escolha em outro estágio da vida? O que ajudou a levá-lo na direção certa? Que elementos de compaixão, comunidade e humanidade você consegue encontrar na opção que fez?

CAPÍTULO 14

Liderar com sabedoria, paciência e uma narrativa de vida verdadeira

Covid-19, incêndios florestais, racismo sistêmico, ameaças e violências motivadas por política, disparidade de renda, perda do emprego e do plano de saúde... os traumas sociais que enfrentamos hoje exigem que nos ajudemos e finalmente reconheçamos nossa interconexão global. Você pode aceitar e abraçar quem é agora mesmo, acolher a ideia de que precisa de conhecimento para mudar e transformar-se a fim de ganhar mais conhecimento. E também pode começar *fazendo* – tornando a vida de alguém um pouco melhor hoje, localmente ou defendendo uma causa global. Seus pontos de entrada para a ação positiva são literalmente intermináveis. É impossível estimar a diferença que qualquer um de nós pode fazer individualmente, e essa é mais uma razão para trabalharmos juntos.

LIDERAR COM SABEDORIA E PACIÊNCIA

Enfrentar nosso próprio trauma e fazer nossa parte na cura mais ampla não significa que tenhamos de nos tornar estudiosos ou santos. O que sugiro aqui não é assim tão elevado e com certeza não é abstrato. A sabedoria e a paciência vêm com mudanças compassivas de bom senso na vida; soluções simples que não surgem de forma exatamente fácil. Elas não são qualidades que temos ou não temos; são atributos incorporados que ficam mais fortes com a prática.

A sabedoria e a paciência surgem quando percebemos a nós mesmos e aos outros pela lente da compaixão, quando vemos através das mentiras sobre nós em que o trauma quer que acreditemos e quando descobrimos que ele influencia nossos afetos, sentimentos e emoções. A sabedoria e a paciência também ocorrem toda vez que sentimos algo poderoso e intenso surgir por dentro e escolhemos esperar e refletir em vez de reagir prontamente. Elas vêm de pôr em palavras todos os pensamentos e mensagens que surgem em nós e de dividir com os outros nossas necessidades e desejos. E impulsionamos cada vez mais nossa sabedoria sempre que tomamos a decisão intencional de ver em que grau o trauma já tomou decisões por nós.

Com sabedoria e paciência, nos tornamos nosso melhor eu. Mais uma vez, não devemos mirar na excelência. Na verdade, a necessidade de perfeição é uma das mentiras em que o trauma tenta nos fazer acreditar. A meta não é uma trave que se move o tempo todo, mas um compromisso sincero de ter em mente nosso bem e o bem dos outros. É ser liderado por si mesmo e, no processo, levar os outros a ficarem assim também. As avaliações sábias e pacientes nos ajudam nisso e também a saber quando precisamos ser comandados. Estamos cercados de líderes na família, no bairro, na cidade e no país. Distinguir os úteis dos que só se comprometem com o próprio interesse é fundamental e exige recorrer a valores comprovados pelo tempo, como compaixão, comunidade e humanidade. Nossos líderes estão verdadeiramente comprometidos com eles? E nós?

O trauma embaralha o quadro, mas todos somos capazes de

responder a essas questões e nos tornarmos bons juízes de nós mesmos e dos outros. Como médico e psiquiatra, me espanto com a frequência em que a psicologia e a biologia do cérebro se alinham para nos ensinar a mesma lição: somos todos criaturas de hábitos, por exemplo. Vemos isso de forma gritante, não só no nível fisiológico como no terreno do comportamento humano. Mudar o que está entranhado em nós, principalmente quando se trata de trauma, exige prática, perseverança e compaixão. Também exige sabedoria e paciência, e todos precisamos dessas qualidades para nos tornarmos bons juízes e líderes eficazes.

Todos temos em nós a liderança de alguma forma. Depois de obter o conhecimento e o apoio necessários, cabe a nós decidir se o trauma vai nos comandar ou se vamos liderar diante do trauma. Podemos interromper os ciclos horríveis de vergonha e risco; não temos que deixar o legado do trauma para as gerações futuras. Podemos escolher caminhos mais saudáveis à frente e criar um mundo melhor para todos.

COMUNICAÇÃO CLARA

Para criar um mundo que lide melhor com o trauma existente, também precisamos assegurar que fazemos todo o possível para evitar vários mecanismos que criam mais trauma ou lhe dão mais poder. Isso é ainda mais óbvio na esfera da comunicação. Diante de canais de notícias falsas, da disseminação de boatos e mentiras da internet e de líderes públicos que zombam da verdade de maneira binária e bombástica, todos podemos fazer um serviço melhor se prestarmos atenção na linguagem que usamos. Ela é fundamental para transmitir nossas crenças e nossos sentimentos, principalmente em nosso trabalho mútuo contra o trauma; mas também precisamos nos lembrar de que a linguagem evoca crenças e sentimentos específicos nos outros. Do mesmo modo, precisamos manejá-la com mais cuidado e devemos esperar que nossos líderes façam o mesmo.

O uso de linguagem negativa forte em ambiente público ficou muito mais prevalente nos últimos anos. Isso inclui os insultos e ameaças que perpassam alguns aspectos das mídias sociais e dos noticiários – maneiras de falar e escrever que provocariam desaprovação generalizada no passado. O modo como nos exprimimos e falamos com os outros tem um impacto profundo no tipo de mundo que criamos. Os rótulos desdenhosos e o discurso exagerado alienam e desempoderam as pessoas, e os mais vulneráveis entre nós são, tipicamente, os mais afetados pela linguagem armada. Assim, como líderes e cidadãos comprometidos em interromper a disseminação do trauma, eis aqui quatro formas práticas para nos comunicarmos com mais clareza e autenticidade:

1. **EVITE EXAGEROS.** Uma inundação que arrasa uma cidade é *horrível* e *terrível*. Ao usar palavras como *horrível* e *terrível* para descrever o resultado de uma eleição democrática da qual você não gostou ou pessoas com opinião política diferente da sua, você deprecia o poder descritivo dessas palavras e diminui seu verdadeiro significado.

2. **ABSTENHA-SE DE RÓTULOS.** Com demasiada frequência, a linguagem é empregada para gerar falsas semelhanças e falsas diferenças entre grupos de pessoas. Isso se aplica aos partidos políticos a que nos afiliamos, ao gênero e à sexualidade, à raça e à natureza de nossa origem em nosso país. Por exemplo, a palavra *imigrante* é usada como um termo binário e carregado nos Estados Unidos, apesar do fato de que a maioria dos habitantes estão hoje no país em consequência da imigração.

3. **NÃO BANALIZE.** Os eufemismos são especialmente relevantes quando o tema em consideração envolve o trauma pessoal, e mais ainda quando o tópico é um tipo de trauma social generalizado. Fico alarmado, por exemplo, ao ver como a expressão "ataque sexual" é usada na assistência médica e na mídia para minimizar a gravidade da violência sofrida, como se o ataque fosse desculpável ou menos impactante pela natureza sexual. Banalizar as experiências traumáticas pelo uso de linguagem informal pode não ser deliberado, mas mesmo assim cria mais trauma.

4. **PENSE NO IMPACTO.** Essa sugestão se aplica aos exemplos anteriores e a outros incontáveis. Algo que me perturba profundamente é o uso do termo "*burnout*" para descrever, por exemplo, o que acontece com as pessoas do setor de assistência médica depois que chegaram ao limite num sistema que os desvaloriza e os faz trabalhar em excesso. Em vez de criticar os problemas da área, o impacto dessa palavra joga a responsabilidade sobre os indivíduos, insinuando injustamente fraqueza e falta de autocuidado. Quando não pensamos na linguagem que usamos para descrever os outros, podemos nos tornar cúmplices do trauma e alimentar a vergonha alheia em vez de trabalhar com eles para endireitar os ambientes insalubres.

Exercer a bondade, a clareza e a atenção plena em nossa comunicação não basta para interromper o trauma, mas é um bom começo. E os que escolhem liderar em alguma função devem a nós e aos que contam com nossa orientação fazer um serviço muito melhor.

Os rodízios clínicos, geralmente em hospitais, fazem parte da formação dos estudantes de Medicina. Numa rotação típica, o aprendiz segue uma equipe de médicos durante algumas semanas, e o propósito disso é aprender por observação, pesquisa e participação no tratamento do paciente.

Às vezes, um aprendiz é integrado à equipe e tem uma boa ideia do que está sendo feito. Outras vezes, principalmente quando o setor é grande e inclui médicos com vários graus de tempo de serviço, pode se perder nos turnos. Quando tive essa experiência, aprendi uma lição importante sobre autoridade, medo e como as palavras podem ser traumatizantes para os outros, mesmo sem querer.

Enquanto seguia a equipe pelos corredores do hospital, eu me sentia uma partícula de poeira na ponta da cauda de um cometa. O médico mais antigo ia à frente, com os outros médicos atrás em ordem pelo tempo de serviço, geralmente em grupos de dois ou três. Os outros residentes e eu os seguíamos, nossa presença em geral era meio irrelevante para o corpo principal desse cometa médico. Não tínhamos muita autoridade, mas sem dúvida estávamos em posição diferente das pessoas doentes. Agora estou pensando num paciente específico – um homem idoso que eu só vira uma vez.

O homem parecia assustado por estar no hospital e longe de casa. Sua ansiedade aumentou ainda mais quando todos nós – uma multidão ambulante de jalecos brancos e rostos sérios – de repente enchemos seu quarto. Eu estava mais perto da porta (o que acontece quando estamos na ponta da cauda do cometa), mas também era alto o bastante para enxergar acima dos ombros dos outros. Como essa visita era muito rotineira para a equipe, todos pareciam concentrados em considerações que não envolviam o paciente em questão – o próximo caso a ser observado, documentar a visita, o novo artigo de pesquisa, etc. Fosse o que fosse, ninguém prestava muita atenção no paciente em si.

O médico principal resumiu os resultados do exame do homem e explicou o diagnóstico: câncer, sem mencionar que se tratava de um tipo curável em praticamente todos os casos. O homem idoso só fitou e escutou. Então o médico principal disse, com um ar de distância profissional, que o oncologista viria mais tarde. Nesse momento, os olhos do paciente se arregalaram e a cor sumiu de seu rosto. Parecia ter visto um fantasma.

Depois que completamos a ronda do andar, fiquei pensando na cara que ele fez. Algo na reação do paciente me pareceu esquisito, então escapuli e voltei para dar uma olhada. Ele ainda parecia chocado e com medo, mas foi amistoso e pareceu aberto à minha visita.

– Parece que o senhor ficou nervoso com o oncologista – disse eu.

Ele fez que sim e engoliu em seco.

– O senhor sabe o que significa a palavra *oncologista*? – perguntei.

– Acho que sim – respondeu ele. – É um médico que cuida de pessoas que vão morrer, não é?

Eu disse a ele que não era isso e fiz questão de dizer ao paciente que seu câncer era curável e que mais tarde o oncologista explicaria o tratamento. O alívio no rosto dele foi incrível. Ele pediu desculpas pela confusão, mas eu lhe disse que a equipe é que devia desculpas.

Esse é só um exemplo de como podemos usar as palavras para nos servir em vez de servir às pessoas com quem deveríamos estar nos comunicando. Se o médico principal estivesse prestando atenção, talvez o paciente fosse poupado de todo aquele estresse desnecessário. O segredo de se expressar não é só dizer as palavras mais exatas, mas notar como elas afetam os outros, escutar melhor e prestar atenção na linguagem corporal de um modo mais hábil. Se agíssemos assim, seria mais eficaz, e também provocaríamos menos os outros e teríamos menos tendência a criar novos traumas. Pensar no que as palavras significam para nós e para os outros – e prestar atenção em como nossa comunicação é recebida por eles – é fundamental. Isso é importante quando se trata de transmitir informações e mais ainda quando se trata de tópicos e palavras com conotação racial ou sexual.

REFLEXÃO Quais são as palavras que você usou com os outros, recentemente ou no passado mais distante, que tiveram um efeito de gatilho sem que você quisesse? Como você soube que sua linguagem incomodou a pessoa? Como recebeu essa mensagem? Que mudanças você fez na maneira como se comunica, com a lembrança desse feedback? Que termos o incomodam e são aparentemente inócuos para os outros?

A IMPORTÂNCIA DAS HISTÓRIAS E DE UMA NARRATIVA DE VIDA VERDADEIRA

As palavras formam frases, as frases criam histórias e as histórias são nossa maneira de entender a vida e o mundo. Elas nos ajudam a compreender as lições que aprendemos, úteis e inúteis, e, em geral, é benéfico revisitá-las, principalmente as que nos afetam de forma negativa. Nosso cérebro, naturalmente, não gosta de reavaliar a verdade das lições que vivenciamos – em outras palavras, não voltamos para questionar se elas estão nos dizendo a verdade. Simplesmente, inventamos uma história sobre seu significado, a aceitamos e vamos em frente. E, quando esses ensinamentos estão ligados ao trauma, geralmente ficamos sobrecarregados de consequências negativas sem ter consciência, talvez porque as lições do trauma tendem a ser "grudentas" – isto é, estão muito ligadas a afetos, sentimentos e emoções negativos.

Posso pensar em alguns exemplos de minha própria vida. Sempre tirei boas notas na escola, e reconheço que sou inteligente. Fui razoavelmente bem na carreira, portanto aceito que sou capaz de baixar a cabeça e trabalhar com afinco. Esses são aspectos positivos de minha história pessoal, mas são banais para mim – não reflito sobre eles, não os comemoro e praticamente não penso neles. No entanto, os aspectos negativos são uma história bem diferente. Até uma coisa moderadamente verdadeira e levemente ruim que penso sobre mim pode ocupar um espaço extraordinário em meu cérebro – por exemplo, não sou muito bom em jogar bola. Consigo arremessar uma bola de beisebol bastante bem (exigiu muito treino), mas quando se trata de futebol americano, pode esquecer. Assim, quando criança, tirei algumas conclusões sobre mim: que era descoordenado e, portanto, destinado às zombarias e ao fracasso atlético.

Conforme a vida avançou e as tragédias começaram a fazer

parte de minha existência, ficou mais fácil escolher a história de que eu era um fracasso e, portanto, marcado para a infelicidade. Como alguns, eu geralmente me sentia amaldiçoado, uma coisa difícil de acreditar sobre si e uma lição de vida questionável que afeta o humor, o nível de ansiedade e a tomada de decisões. Em algum momento, essa história negativa sobre mim se enraizou, mas nunca parei para questioná-la na época. É o que precisamos fazer se quisermos nos ver com clareza e nos libertar das histórias prejudiciais em que o trauma gostaria que acreditássemos.

O trauma pinta nossas variadas experiências com um pincel estranhamente largo, cobrindo as boas lições e depois rabiscando frases assustadoras sobre elas, que nos dizem coisas dolorosas sobre nós. "Nada de bom me acontece", "Querem me prejudicar", "Ninguém nunca vai me amar", por exemplo. O trauma obscurece nossas conquistas e nos rouba a alegria e a satisfação que são nossas por direito: em vez de "enfrentei aquela tarefa difícil e conquistei o sucesso", temos "tive sorte, mas provavelmente não vai acontecer de novo" ou "tá, venci dessa vez, mas não importa, porque não mereço vencer porque sou ______" (complete com o que se encaixa melhor: um lixo, mau, incapaz de ser amado, etc.).

As histórias prejudiciais sobre nós são como mitos que ninguém quer ler, mas que se entrelaçam e formam nossa falsa narrativa de vida, que amplifica o que há de negativo e esquece ou esconde os fatos positivos, sufocando qualquer indício de que possamos questionar nossa opinião sobre nós mesmos. O trauma é o autor dessas narrativas falsas, e, se não tomarmos nas mãos o processo de revisão, ficaremos presos a histórias que funcionam contra nós, num círculo de negatividade repetitiva.

Na verdade, podemos tirar do trauma sua caneta e escrever nossa própria *narrativa de vida verdadeira*, que nos trata com respeito e justiça, identifica nossa coragem e o esforço necessário para fazer acontecer até o menor dos triunfos. A narrativa de vida verdadeira reconhece o que é preciso para criar filhos, sustentar uma família, proclamar a própria identidade de gênero, abraçar a própria sexualidade, perseverar apesar do racismo ou continuar a graduação depois de um ataque. É franca, inspiradora e nos ajuda diante do trauma. Também é o projeto de nosso futuro.

ANTÍDOTO ***Escrever sua narrativa de vida verdadeira***

É importante revisitar, questionar e reescrever as histórias dolorosas que levamos conosco. É tão ou mais importante substituí-las por uma narrativa de vida verdadeira. Ela pode ser alcançada por contra própria, por meio de reflexão e escrita, mas pode ser muito benéfico ter alguém em quem confiamos para nos ajudar no processo – um bom amigo, por exemplo, ou um terapeuta. Não importa como criamos nossa narrativa de vida verdadeira; é fundamental nos vermos com clareza e compaixão.

Criar uma narrativa de vida verdadeira é como acordar na parte de trás de um carro dirigido por um fantasma afoito. Passamos para o banco da frente, o empurramos para o lado e assumimos o volante. Quando estamos no lugar do motorista, não é tão difícil assim olhar o retrovisor, ajustar a posição do banco e decidir aonde queremos ir na vida. Chega de fantasmas esvoaçando, nos xingando e nos contando histórias dolorosas. O fantasma só estava no comando enquanto dormíamos no banco de trás; quando o banimos, ele se vai. Como bônus, dirigir melhor significa que tornamos a estrada mais segura para os outros também.

A MENINA QUE TEVE O NOME MUDADO

Conheci uma moça que cresceu num país dilacerado pela guerra, onde o nível de violência desafia a imaginação. Suas lembranças mais antigas eram de medo e perda. Quando menina, os sobreviventes de sua família fugiram para uma selva remota. Embora estivessem mais seguros no local, as condições de vida eram quase inviáveis, e ela e o pessoal que a acompanhava raramente tinham comida suficiente. Sofriam de várias doenças.

Apesar dessas dificuldades, a menina foi cuidada e nutrida. Ela se lembra de ficar no colo da mãe e do pai, que garantiam que ela era maravilhosa e importante. Principalmente, ela se lembra de ser amada. Quando chegou à adolescência, mostrou-se inteligente, perspicaz, altruísta e corajosa. Então aconteceu mais uma dificuldade: o acampamento de seu pessoal teria que ser removido porque o brejo onde plantavam alimentos tinha se obstruído, e uma inundação poderia destruir tudo.

Ela se lembra de como estavam os homens depois de, sem sucesso, tentarem desfazer o bloqueio e resolver o problema. Pareciam amedrontados, mas calmos, devido à impossibilidade da situação. Ela também se lembra claramente da diferença entre ela e os homens: ela era pequena e flexível, eles eram adultos. Ao pensar nisso, decidiu que resolveria a questão. Nadou pela água cheia de serpentes e parasitas e chegou ao fundo do brejo. Conseguiu puxar as folhas enormes e outros detritos que tinham obstruído o canal de escoamento. Deu certo, e a água passou a fluir outra vez.

A menina tinha recebido um nome específico ao nascer, e ela gostava muito dele, mas não o usava mais. Depois de salvar o acampamento, sua família e o restante do povo fizeram uma cerimônia e lhe deram um novo nome para reconhecer seu heroísmo, refletir seu caráter e anunciá-la como pessoa de graça e força.

Apesar de crescer em circunstâncias horríveis, essa moça sempre soube que importava. Sabia quem era e tinha confiança em si; quando chegava a hora, ela simplesmente fazia o que tinha que ser feito. Mais tarde, continuou a prosperar com as novas oportunidades; conseguiu uma boa instrução e levou de volta à comunidade habilidades valiosas para ajudar. Amar e nutrir uma criança, mesmo nas piores circunstâncias, pode fazer desabrochar o que há de melhor nelas, principalmente na hora em que é mais importante. Uma versão dessa história diz que os pais tinham pouco a lhe dar; uma versão melhor admite que eles lhe deram tudo.

REFLEXÃO Pense numa época em que você triunfou apesar das probabilidades contrárias. A quais das suas qualidades você recorreu para ter sucesso? Quem ajudou pelo caminho? Que papel essa realização poderia ter em sua narrativa de vida verdadeira? O que ela diz sobre você diante das dificuldades futuras?

CAPÍTULO 15

Um compromisso social humanista

Minha meta final neste livro é levar você, com nova motivação e várias ideias e ferramentas, a combater o trauma e o dano que ele nos causa. Gostaria de fazer a defesa de um compromisso social humanista e convidá-lo a se unir a mim.

Como já afirmei aqui, o trauma não é apenas uma questão individual, e é improvável que nossas soluções pessoais mudem suficientemente o quadro maior para fazer uma diferença duradoura. Todos os nossos esforços podem criar a mudança substancial de que a maioria de nós precisa e pela qual mais anseia. Juntos, podemos banir o trauma do nosso corpo e de nossos lares e corpos, das pessoas e comunidades que amamos, do nosso país e do planeta, impedir que ele lance raízes. Podemos criar um ambiente dedicado à verdadeira cura. Mas tudo isso não vai acontecer se agirmos sozinhos; precisamos trabalhar juntos.

NOSSO COMPROMISSO

Acredito que a maioria de nós já tem ideia das bases e das metas de um compromisso social humanista. Nós as conhecemos pelos ensinamentos compassivos das religiões do mundo e nos foram apresentadas como os ideais democráticos em que nosso país se baseia. Hoje estamos diante de desafios significativos, e parece que nossos traumas em comum estão saindo do controle, mas acredito com firmeza que podemos recorrer a essas metas e bases para superá-los.

Em primeiríssimo lugar, o compromisso social humanista adota o respeito por todas as pessoas – inclusive as muito diferentes de nós. Parte de dar um valor tão alto ao respeito é aceitar que somos falíveis e que nossas crenças e sentimentos não englobam necessariamente todas as verdades. Do mesmo modo, a menos que estejamos falando de matemática básica e de fenômenos já aceitos, como a gravidade, o compromisso social humanista significa ter cuidado ao decidir o que é verdade e fazer afirmativas a respeito dela. Temos que entender que às vezes podemos nos enganar e que, em geral, o trauma é o enganador.

Alinhar-se com um compromisso social humanista significa recordar que a grande variedade de crenças e sentimentos humanos se baseia em fatores infinitamente complexos, que vão da exposição ao trauma, da genética, da cultura de origem, da dinâmica familiar, do privilégio e da privação de direitos civis ao estágio da vida e assim por diante. Podemos acreditar em algo com muita intensidade e, ao mesmo tempo, permitir que os outros tenham crenças diferentes. Isso exige humildade e compaixão e promove um ambiente de aceitação, confiança e segurança mútua.

CINCO ALICERCES

As sociedades humanas são configuradas pelos valores que incutem em seu povo, assim como pelo modo como ele passa a incorporar esses valores a sua própria experiência, educação e ação. Esses são os componentes que animam e descrevem qualquer sociedade, e proponho que sigamos estes cinco alicerces ao estabelecer um compromisso social humanista:

1. **HISTÓRIA.** A história nos ajuda a entender como chegamos aonde estamos como sociedade. A leitura circunspecta da história nos informa nossa diversificada origem em comum, as consequências da guerra e da ganância e os benefícios e malefícios do progresso. Esclarece também os eventos políticos e nos dá uma base comparativa para nos situarmos no tempo.

2. **RELIGIÃO.** Não me refiro à religião pela religião, mas aos valores em comum no âmago delas, principalmente os que envolvem a compaixão e o respeito pela vida. Com a ciência, a religião embasa a compreensão de nosso lugar no Universo e também está no centro de nossa noção de significado e propósito da vida.

3. **CIÊNCIA E MEDICINA.** A ciência e a medicina nos ensinam o modo como o Universo funciona e como nosso cérebro e nosso corpo existem dentro dele. Dão sentido ao cósmico, ao microscópico e a tudo que está no meio. Também embasam nosso entendimento de causa e efeito e descrevem como são as transformações sociais.

4. **EXPERIÊNCIA DE VIDA.** Filtramos tudo por nossa experiência de vida. Todos os outros quatro pontos desta lista de alicerces são canalizados por nossos filtros, percepções e relacionamentos. A experiência de vida é o aprendizado incorporado – a combinação de nossos sistemas límbico e lógico afetando nossas convicções e intenções.

5. **EDUCAÇÃO INFANTIL.** A base da educação, como a que recebemos no jardim de infância, se enraíza na bondade, na humil-

dade e no bom senso. Embora mais tarde geralmente esqueçamos essas lições, a educação infantil nos ensina que os segredos da compreensão e da felicidade na verdade são bem simples.

Podemos recorrer a um ou mais desses alicerces em quase tudo na vida. Por exemplo, quando se trata do trauma, a história ilustra claramente os danos da violência em grande escala; a religião reforça o valor de tratar os outros com bondade e cuidar dos que precisam; a ciência e a medicina explicam como prevenir e tratar o trauma; a experiência de vida nos dá poder para usar nossas tristezas e alegrias para nos identificar com os outros; e a educação infantil infunde em nós ensinamentos claros para promover compaixão, comunidade e humanidade.

O MODELO BIOPSICOSSOCIOESPIRITUAL

O modelo biopsicossocial foi desenvolvido na década de 1970 pelo médico americano George Engel como um modo de entender a saúde humana de forma abrangente. Com o passar dos anos, ele se tornou uma abordagem primária do tratamento de saúde mental e se expandiu para incluir elementos espirituais e culturais (e agora se chama *modelo biopsicossocioespiritual*). A seu modo, é uma abordagem da assistência médica que leva a sério os cinco alicerces listados antes. Quando usado plenamente, registra maneiras ilimitadas de ajudar e curar. Leva em conta a genética, as várias influências que determinam como os genes funcionam, a biologia cerebral, os tratamentos psicoterapêuticos, a medicina ocidental e indígena, a nutrição, o pano de fundo cultural, os círculos sociais, a personalidade, as histórias pessoais, a educação, os valores religiosos e espirituais e assim por diante. Esse modelo também dá grande valor à chamada agência – a capacidade de entender e se orientar no mundo da maneira que escolhermos. Isso não significa a forma eleita por nossas partes mais barulhentas e temerosas (isto é, traumatizadas), mas a maneira escolhida por nosso eu integral. O aspecto espiritual do modelo biopsicossocioespiritual pode ser considerado a força que une todas essas partes num todo vivo – um ser humano que está ativamente no mundo. A espiritualidade pode se exprimir pela religião ou fora das religiões tradicionais, mas idealmente ela envolve compaixão e tolerância e nos permite sentir responsabilidade pelas pessoas além de nós e dos que amamos. Além disso, também infunde o desejo de promover justiça para todos. Se nos esforçarmos para ser o que temos de melhor sob todos esses ângulos – biológico, psicológico, social e espiritual –, nosso cérebro, corpo e espírito nos servirão da melhor maneira possível. Isso é ainda mais verdadeiro quando se trata do trauma – entendê-lo, preveni-lo e tratá-lo – para nós, os outros e o mundo.

CINCO METAS

Nosso compromisso social humanista se baseia nos cinco alicerces listados anteriormente, mas é preciso mais do que base para fazer as coisas. Eis aqui as cinco metas voltadas à ação às quais acredito que devemos nos dedicar para triunfar sobre o trauma e criar uma sociedade verdadeiramente justa e democrática, livre de traumas causados por seres humanos:

1. **PENSAR EM NÓS E NOS OUTROS COM COMPAIXÃO.** Uma parte enorme de nossa vida se passa dentro de nossa cabeça, e o que pensamos e nos dizemos aí tem imensa importância. É nesse lugar que podemos abrigar pensamentos zangados ou desesperançados, que podem se transformar em fantasias destrutivas que, finalmente, se tornam realidades destrutivas. Nossa mente é o lugar onde podemos nos repreender repetidamente, nos subjugar sem que um perseguidor externo faça isso por nós. Assim, a meta inicial é transformar o trauma que pode ocorrer dentro de nós e substituir o que é tóxico pelo pensamento compassivo. Primeiro, precisamos ter consciência de nossos padrões de pensamento, e ofereci brevemente algumas técnicas comprovadas para ajudar. Também podemos usar nosso próprio entendimento e outras inovações oferecidas pela ciência (como a psicoterapia e a psiquiatria) e pelas tradições religiosas (como a atenção plena e a oração) para promover um ambiente mental marcado por bondade e compaixão.

2. **AGIR SEM PREJUDICAR A SI NEM AOS OUTROS.** O antigo médico grego Hipócrates (considerado o "pai da medicina" ocidental) pedia aos médicos que primeiro se comprometessem em não causar nenhum mal. *Ahimsa* – "não violência" – é um princípio primário do budismo, do hinduísmo e do jainismo. Não piorar as coisas é o primeiro passo para melhorá-las, e devemos seguir o primeiro preceito para o segundo realmente lançar raízes. Não fazer isso é o mesmo que pôr o carro do provérbio na frente dos bois. Essa meta, em si, exige um compromisso fundamental com a primeira, porque a compaixão dá poder à nossa determinação para que ela não seja puxada por impulsos cegos e interesseiros sem pensar nas consequências. Não causar mal não é ausência de atividade; na verdade, exige esforço consciente, ainda mais quando o trauma sequestrou nosso sistema límbico.

3. **TRATAR A NÓS E AOS OUTROS COM COMPAIXÃO.** Quando nos aconselhou a nos tornarmos a mudança que queríamos ver no mundo, Mahatma Gandhi não defendia nenhuma transformação mágica de lagarta em borboleta. Em vez disso, nos guiava a trabalhar com afinco para ter mais participação no que acontece dentro e fora de nós. Na superfície, essa meta parece igual à primeira, mas nos tratar, a nós e aos outros, com compaixão envolve mais do que o pensamento; é preciso ação e presença no mundo. E é mais do que se abster de gerar mais trauma; é empregar nossa compaixão de maneira prática para reduzir o poder e o impacto do trauma no mundo.

4. **APRENDER E EDUCAR.** Temos que nos comprometer com o aprendizado vitalício e também a ensinar os outros, principalmente as crianças confiadas a nossos cuidados. Idealmente, este livro foi educativo, mas com certeza não é a última palavra sobre o trauma. Precisamos examinar constantemente nossas histórias e nossos padrões de pensamento e nos guiar com clareza e compaixão. Também precisamos infundir em nossos filhos uma educação que fortaleça sua resiliência ao trauma. Educação também significa aprender a ver através das pautas fingidas e interesseiras apresentadas pelos outros (em geral, pela mídia onipresente), principalmente quando envolvem tentativas de justificar práticas que provocam trauma com argumentos religiosos, políticos, sociais ou jurídicos.

5. **EXIGIR RESPONSABILIZAÇÃO.** A responsabilização é o mecanismo que assegura nosso compromisso com as metas anteriores. É nossa maneira de declarar as expectativas claras dos outros, principalmente os que estão em posição de poder, político ou não. Quanto mais cobramos, de nós e dos outros, a compaixão em pensamentos e ações, a não violência e o conhecimento que

vem da educação, mais eficazes seremos em nosso esforço contra o trauma. Também é assim que podemos trabalhar juntos para construir um mundo que nos mostre como uma espécie melhor.

DEZ ANOS DEPOIS, DEZ ANOS MAIS NOVA

Dez anos atrás, conheci uma mulher que veio a meu consultório para tratar a depressão. Estava ainda na meia-idade, mas parecia muito mais velha. Obviamente, se achava fatigada, e era claro que não se cuidava bem. Enquanto ouvia sua história, soube da perda trágica que a atingiu vários anos antes, mas ela contou a história de forma factual e quase eventual, como se tivesse pouco a ver com o estado em que se encontrava.

Ela ficou surpresa quando falei de trauma e do impacto que acreditava que tinha. Afirmou com ênfase que a tragédia ficara no passado, mas sua depressão ocorria, bem claramente, no presente – a terrível insônia, por exemplo, ou a nova crença de que a vida não tinha esperança e que ela não conseguiria fazer nada de bom, por mais que tentasse. No entanto, dispôs-se a considerar que o trauma podia ter um papel, pelo menos quando se tratava da ansiedade. Ela decidiu aceitar o tratamento, que consistia em psicoterapia e dois remédios – um para melhorar o humor e a tolerância à angústia, outro para ajudá-la a dormir.

Ela reagiu extremamente bem à terapia e aos remédios. Conseguiu voltar a trabalhar, aprendeu algumas habilidades novas e começou a oferecer seu tempo e energia como voluntária para ajudar pessoas em necessidade. Também se comprometeu com uma alimentação mais saudável, exercícios, vida social e alguma exploração e empolgação. O tratamento funcionou tão bem que não tenho mais o prazer de sua companhia. O que mais me espanta, nas raras ocasiões em que a vejo, é como ela parece muito mais nova – uma década inteira se passou desde que nos conhecemos, mas ela parece muito mais jovem do que anos atrás! A pessoa que ela perdeu – aquela ligada a seu profundo desalento e à depressão resultante – sem dúvida se orgulharia dela. Nunca conheci ninguém que se recuperasse melhor do trauma.

REFLEXÃO Essa história parece um simples caso de sucesso, mas a verdade é que essa mulher se comprometeu plenamente a enfrentar seu trauma e fazer o que fosse preciso para sair do outro lado. De um modo ou de outro, manifestou cada uma das cinco metas listadas antes para se recuperar plenamente e prosperar. Nessa reflexão final, quero convidar você a pensar em como seria sua própria história de sucesso e contemplar como as cinco metas aqui oferecidas o ajudarão a tornar realidade essa história. Como seria para você pensar com mais compaixão? Que mal(es) você deixaria de cometer contra si e os outros? Pense em dois ou três atos tangíveis de compaixão que poderia realizar. O que você precisa aprender para ajudar a si e aos outros e o que tem de ensinar? Finalmente, e com compaixão, como responsabilizar melhor a si mesmo e aos outros?

PENSAMENTOS FINAIS

Enquanto escrevo isto, percebo que faz mais de 25 anos da morte de Jonathan. Penso em como avancei com a vida, como os marcos que atingi pelo caminho falam de esforço e perseverança. Posso honrar tudo isso e, ao mesmo tempo, admitir que o choque e as consequências do suicídio de meu irmão ainda me afetam hoje. Não preciso dizer que não sou a mesma pessoa que era antes de ele morrer, e parte disso surge numa noção predominante de vulnerabilidade e ansiedade que piora sempre que surge um trauma novo que tenta me convencer de que meu autocuidado nunca será suficiente. Por outro lado, quando me sinto apoiado, quando as coisas positivas acontecem e quando cuido bem de mim, tenho uma noção do que significa a palavra *prosperar*. Então, me sinto reforçado pela gratidão que tenho pelas pessoas que me amam e me sinto feliz e cheio de propósito. O suicídio de meu irmão sempre vai doer, mas também me trouxe uma sabedoria conquistada com dificuldade que dividirei com você agora para encerrar o livro:

- Primeiro, em geral, a cura do trauma exige o pesar sincero, mas o trauma atrapalha o pesar com raiva, vergonha, culpa e culpabilização.

- Como o trauma nos sobrecarrega, desorienta e desanima, precisamos de ajuda que só os outros podem nos dar.

- Precisamos aceitar essa ajuda. Também precisamos dá-la.

- Às vezes, a única ajuda que podemos dar ou receber é a disposição de cuidar do que parece insuportável. Se conseguirmos, com o tempo o trauma perderá inevitavelmente seu controle – pelo menos o suficiente para permitir que a luz entre e a cura comece.

- Finalmente, o trauma não é apenas uma questão individual.

Uma parte indispensável da ajuda é combater a ignorância, o preconceito e a maldade e defender a compaixão, a comunidade e a humanidade.

No início deste livro, eu disse que meu propósito era fazer soar o alarme sobre o trauma. Espero que tenha conseguido. Tentei ao máximo descrever o que é o trauma, o que ele faz conosco e dar algumas analogias e histórias da vida real para ilustrar como ele funciona. O trauma afeta a todos nós – indivíduos, famílias, comunidades e nações – e suas consequências são drásticas e reais. Acho difícil imaginar um inimigo mais perigoso, que seja tão prejudicial e, ao mesmo tempo, tão difícil de ver. Ele nos deixa em conflito a respeito de quem somos e do que somos capazes de conseguir. Por alterar o cérebro, muda os filtros que usamos para perceber o mundo e dificulta vermos a nós e aos outros com clareza. Por todas essas razões e muito mais, temos que trazer o trauma à luz. Não podemos mais permitir que fique invisível.

Quando entendemos melhor o trauma e o deixamos diante de nós, podemos convocar nosso conhecimento, compaixão e resolução para fazer algo a respeito. Seja pelas cinco metas apresentadas neste capítulo, pelos vários antídotos de autocuidado mencionados no livro ou pela assistência dos outros, podemos avançar para prosperar e melhorar o mundo que habitamos. Mas temos que começar abrindo nossos olhos para a gravidade do problema.

Para a maioria – na qual me incluo –, houve uma época antes do trauma e outra depois. Às vezes, parece impossível acessar a pessoa que você já foi, e o trauma na primeira infância pode tornar dificílimo se conectar com qualquer noção fundamental de segurança e bondade. O trauma na infância costuma levar à autoculpabilização, porque a mente da criança ainda tem que se desenvolver para pôr a responsabilidade no lugar adequado – em quem cometeu a violência, por exemplo. Nesses casos, em geral, ficamos com a sensação de que há algo basicamente errado conosco, em vez de os outros serem o problema. Em geral, o cérebro não questiona nossas mensagens de culpa e vergonha, e, quando adultos, é ainda mais importante encontrarmos maneiras de redirecionar esses pensamentos para mensagens positivas, que afirmam a vida e que sejam ao mesmo tempo claras e compassivas. A verdade está aí; só que em geral estamos olhando na direção errada e não a vemos.

Antes que fossem rabiscados pelo trauma, os mapas com os quais nascemos nos mostravam onde estávamos e como viajar. Num mapa intocado pelo trauma, podemos traçar rotas para quase todo lugar aonde queremos ir, explorar o terreno da vida, navegar pelas lutas e desafios da vida e, finalmente, achar o caminho de casa. Queremos esse caminho de volta – não só para nós, mas para os outros também. Queremos placas confiáveis que não façam nenhum de nós se perder. Queremos ser capazes de viajar pela vida de costa a costa, descobrir a bondade que é nosso direito de nascença, formar lembranças valiosas, nos unir a outros viajantes pela estrada e estender a mão para ajudar quando necessário.

Na introdução, escrevi: "A diversidade dos problemas humanos que já vi na vida e na carreira é quase infinita. Baseado nisso pude constatar que, na imensa maioria deles, a razão subjacente é o trauma." Ainda acho que é uma declaração incrivelmente esperançosa, porque ter uma razão para abordar torna nossa tarefa óbvia e simples. Temos que falar sobre o trauma. Não temos mais que acreditar em suas mentiras. Não estamos condenados a sofrê-lo ou a criar mais trauma para os outros. A verdade é bem o contrário. Com compaixão, comunidade e humanidade, todos temos o poder de que precisamos. Poder suficiente para lidar com o trauma e para mudar.

Agradecimentos

Agradeço às boas pessoas que me ajudaram a aprender, perseverar, contribuir para o mundo e encontrar horizontes expandidos pelo caminho. Sou grato às mãos que me guiaram até a juventude e as responsabilidades e alegrias da idade adulta. Meus pais, Richard e Theresa Conti, me deram todas as coisas boas que os pais podem dar, e minha mãe faz muita falta desde seu falecimento em 2011. Sou grato a meu irmão Thomas e sua família e pelo tempo que tive com meu irmão Jonathan.

Minha esposa, Dra. Brooke Maylie, me ensinou muito sobre como lidar com o trauma com elegância e decisão, e sinto imensa gratidão por todas as descobertas e sorrisos de nossas duas filhas, Colette e Amelie. Esse sentimento se estende a Jovita Parnell e sua família e à família de Brooke pelo apoio no decorrer dos anos.

Grace Venanzi, minha avó materna, foi a suprema presença protetora em minha vida, e sou grato à sua família extensa, inclusive minha tia Rose e meu tio Rango. Meus avós paternos foram modelos de ambição e força moral, e sou grato à sua família extensa, como Julie e Rob; Maureen, Joe, Jessica e Julia; Christine e Bryan; Ryan, que serviu com honra a nosso país; e minha tia Barbara Kellam Ollarvia, que abriu o caminho da família rumo à autoria de livros!

Mary Ann Frascella e Steve Materia deram dádivas especiais à minha família, e Brittany Jo Nieman me concedeu dádivas que só cresceram desde seu falecimento precoce.

Sou grato a Sandy Zarodnansky e a todos que me ensinaram com o passar dos anos. Isso inclui mentores e colegas em Stanford e Harvard, com um agradecimento específico a Dra. Mary Anne Badaracco, Dr. José e Sandra Delgado e Dr. Justin Birnbaum. A orientação terapêutica e a sabedoria do Dr. N. Gregory Hamilton me ajudaram a me orientar na vida, e a Dra. Rita Swan e o Dr. Seth Asser foram exemplos de dedicação aos outros. Também sou grato a Stephanie zu Guttenberg e ao Dr. Daryn Reicherter, que dedicaram seu tempo a conversas que melhoraram incomensuravelmente este livro.

E onde eu estaria sem as pessoas de quem tive a honra de cuidar? Eu poderia escrever uma lista interminável, com um agradecimento especial a Stefani Germanotta por sua confiança em mim, seu incentivo gentil e sua generosa contribuição para este livro. Tenho agradecimentos especiais a fazer a Amanda e Wendy e à memória de John, sua arte e seus muitos peixes.

Fui abençoado com amigos maravilhosamente animadores que enriqueceram minha vida de forma desmedida. Tenho a sorte de contar com uma lista longuíssima, com gratidão especial a Joe Vasta, Sr. e Sra. Vasta e Jason Pyle; Nancy Brunner; Dave e Pantea Hannauer e sua família; Mike Martin; Peter e Jill Attia; Bobby Dery; Zol Kryger; Matt McCormack; Joanna Staunton; Frank Crivelli; Rob McDonald; Bob Skillman; Chris Ducko; Josh Smith; Mihir Goswami e Peder Anderlind; e a memória de Michael Dass.

Sem Amber Blum, em poucas palavras, eu estaria perdido, e ela e Carmen Hepner Hall foram colegas e amigas extraordinárias, assim como o Dr. Andy Mendenhall, um colega de prática dedicado e compassivo. Agradeço a todas as boas pessoas com quem trabalhei, principalmente meus compatriotas no Pacific Premier Group, PC. O Dr. Jim Kochalka se tornou amigo e mentor, e o apoio do Dr. Bernard Kruger e de Patrick Bryson e Peter Schalk me foi valiosíssimo.

Sou grato a Tommy Hilfiger por me ajudar a decidir escrever este livro e a Tim Ferriss pela amizade e orientação enquanto eu organizava os conceitos iniciais. Tenho os maiores elogios a fazer a Robert Lee, revisor que pegou um escritor de primeira viagem e dedicou esforço e sagacidade tremendos para tornar este livro o melhor possível. Todo o projeto foi orientado por Jaime Schwalb, e sou grato pela confiança que ela e outros na Sounds True tiveram em mim.

Bibliografia

GILBERT, Olive. *Narrative of Sojourner Truth*. Nova York: Penguin, 1998.

MANSFIELD, Katherine. "Her First Ball", em *The Garden Party and Other Stories*. Nova York: Knopf, 1922.

RILKE, Rainer Maria. "Buddha in Glory", em *Ahead of All Parting: The Selected Poetry and Prose of Rainer Maria Rilke*. Nova York: Random House, 1995.

WIESEL, Elie. *A noite*. Rio de Janeiro: Sextante, 2021.

Sobre o autor

Paul Conti nasceu e cresceu em Trenton, no estado de Nova Jersey. Estudou em escolas públicas de Hamilton, subúrbio da região. A mãe era professora, o pai abriu uma imobiliária. Paul frequentou a Universidade da Pensilvânia, estudou na Inglaterra e se formou com louvor em Ciência Política e Matemática. Seguiram-se quatro anos de carreira de consultoria, com quatro meses de viagem no meio. Sem nenhum estudo científico e o desejo de cursar Medicina, Paul frequentou o programa intensivo pré-médico do Bryn Mawr College e depois foi aceito na Escola de Medicina de Stanford. Passou sete anos lá, incluindo o estudo de psiquiatria, com medicina interna e estágio em neurologia. Paul finalmente se tornou chefe dos residentes de Harvard, onde ganhou um prêmio de ensino e permaneceu no corpo docente. Depois de se mudar para Portland, foi nomeado um dos melhores médicos do Oregon em seu primeiro ano de prática. Seu trabalho atual inclui avaliação diagnóstica e tratamento com psicoterapia e medicação. Ele também oferece educação neurobiológica, além de consultoria de otimização da saúde empresarial, jurídica e pessoal. Fundou duas clínicas na última década, com seu trabalho atual no Pacific Premier Group, PC. Essa clínica oferece um ambiente para pessoas com a mesma mentalidade clinicarem juntas, compartilhando experiências e a meta de excelência. Paul tem consultório em Portland e em Nova York, onde trabalha com pacientes e clientes de todos os Estados Unidos e do exterior. Seus interesses são diversificados, a maioria deles em torno de seres humanos e sua experiência subjetiva de vida. Ele é grato por suas muitas bênçãos, como a esposa corajosa e talentosíssima, as duas filhas perspicazes e incontroláveis e a família e os amigos que o guiaram quando se viu perdido.

CONHEÇA OUTROS TÍTULOS DA EDITORA SEXTANTE

O corpo guarda as marcas

BESSEL VAN DER KOLK

O trauma é um dos grandes problemas de saúde pública atual, afetando não apenas sobreviventes de guerras e desastres naturais, como vítimas de violência doméstica, crimes urbanos, agressões, maus-tratos, abuso sexual, abandono e negligência.

Um dos principais especialistas no assunto, o Dr. Van Der Kolk mostra como o trauma reformula o funcionamento do corpo e do cérebro, comprometendo a capacidade das vítimas de ter prazer, de criar laços saudáveis, confiar nos outros e se sentirem seguras.

Com base em recentes descobertas científicas e em mais de trinta anos de trabalho clínico, ele apresenta tratamentos inovadores que oferecem novos caminhos para a recuperação de adultos e crianças ativando a neuroplasticidade natural do cérebro.

Pontuado por impressionantes casos de coragem e superação, este livro expõe o tremendo poder de nossos relacionamentos tanto para ferir quanto para curar, e oferece uma nova esperança para recuperar vidas.

O que aconteceu com você?
BRUCE D. PERRY E OPRAH WINFREY

Quantas vezes você já se perguntou "Por que fiz isso?" ou "O que há de errado comigo?".

Quando se trata de emoções, é comum sentir culpa ou criar expectativas impossíveis de alcançar.

Para Oprah Winfrey e o psiquiatra e neurocientista Bruce Perry, é preciso mudar a forma de ver a vida, focando em compreender as pessoas, os comportamentos e a nós mesmos.

Essa mudança de perspectiva começa com uma pergunta diferente, mais acolhedora: "O que aconteceu com você?"

Em conversas profundas e tocantes, os dois exploram como os traumas de infância moldam o cérebro infantil e determinam o comportamento na idade adulta.

Dr. Perry recorre às mais recentes descobertas da neurociência para explicar como a criança que fomos está na origem de más escolhas e de sofrimentos que nem sempre conseguimos explicar.

Oprah resgata histórias pessoais de medo e angústia e fala da vulnerabilidade que vem dessas experiências.

Entender o passado é a chave para um futuro melhor, abrindo a porta para a resiliência e a cura. Oprah e Dr. Perry oferecem instrumentos para romper o circuito da dor emocional e preencher nossa vida com bem-estar e sabedoria.

A bailarina de Auschwitz

EDITH EVA EGER

Este livro conta a história inspiradora e inesquecível de uma mulher que viveu os horrores da guerra e, décadas depois, encontrou no perdão a possibilidade de ajudar outras pessoas a se libertarem dos traumas do passado.

Edith Eger era uma bailarina de 16 anos quando o Exército alemão invadiu seu vilarejo na Hungria. Seus pais foram enviados à câmara de gás, mas ela e a irmã sobreviveram. Edith foi encontrada pelos soldados americanos em uma pilha de corpos de pessoas dadas como mortas.

Mesmo depois de tanto sofrimento e humilhação nas mãos dos nazistas, e após anos e anos tendo que lidar com as terríveis lembranças e a culpa, ela escolheu perdoá-los e seguir vivendo com alegria. Já adulta e mãe de família, resolveu cursar Psicologia.

Hoje ela trata pacientes que também lutam contra o transtorno de estresse pós-traumático e já transformou a vida de veteranos de guerra, mulheres vítimas de violência doméstica e tantos outros que, como ela, precisaram enfrentar a dor e reconstruir a própria vida.

Este é um relato emocionante de suas memórias e de casos reais de pessoas que ela ajudou. Uma lição de resiliência e superação, em que Edith nos ensina que todos nós podemos escapar à prisão da nossa própria mente e encontrar a liberdade, não importam as circunstâncias.